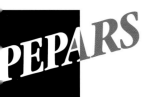

【ペパーズ】
編集企画に

JN115616

　形成外科関係でリンパ浮腫診療に関わる　　　　　　　　　　　　　　　　　　　　　．今回は，「患者に寄り添う
リンパ浮腫診療」というテーマで，治療を受　　　　　　　リンパ浮腫の最近の診断や治療の進歩，治療
に欠かせない圧迫療法，最も注意すべき蜂窩織炎の予防などについて最前線でリンパ浮腫診療に関わって
いる形成外科医に解説をお願いしました．

　まず診断ではリンパ機能の診断法として ICG 蛍光リンパ管造影，リンパシンチグラフィ，超音波診断，
MR について最新の知見を入れて概説しています．現在，リンパ浮腫の画像診断法として保険収載されて
いるのはリンパシンチグラフィのみです．この方法はリンパ浮腫診断のゴールドスタンダードであり，リ
ンパ機能の評価をする上で極めて重要な検査法です．リンパ浮腫患者の多くは画像診断なく複合的治療を
受けていますが，自分がどの程度のリンパ機能障害を持っているかを知ることは，治療のゴールを定める
のに必要なことです．例えば手術適応を決める上で画像診断は必須となります．リンパ機能評価を行うこ
とで，患者にとって最適な治療方法を決めることができるわけです．また 2007 年以降，本邦でリンパ浮腫
の機能評価として広く用いられてきた ICG 蛍光リンパ管造影は簡便かつリアルタイムでリンパの流れを評
価でき，非常に有用な検査法です．この検査法について，そのコツを解剖学的な視点から解説をしていま
す．MR 検査は機器の性能が向上しており，リンパ浮腫診断に有用な方法となり得る可能性を秘めていま
す．特に造影剤を用いた MR リンパ管造影検査について解説いただきました．超音波診断もまた進歩して
おり，70 MHz の超高周波診断装置が開発されリンパ浮腫診療の現場で使用されています．手術時や外来
で繰り返しリンパ管機能の評価ができる利点は大きく，その有用性について解説をしています．

　治療については，現在，外科治療法の中で最も多く用いられているリンパ管静脈吻合術について，画像
評価をもとにした治療効果を報告しています．吻合手術を受けた結果がどうなるのか，患者自身が最も気
になるところです．また，血管柄付きリンパ節移植，リンパ移植の解説も症例を提示しながら，リンパ節
の採取部位や移植部位などについて具体的に解説しています．リンパ機能の改善を目指すこれらマイクロ
サージャリーによる手術とは別に，浮腫の減量を目的とする手術があります．脂肪吸引術による浮腫組織
の減量術は北欧を中心に広まってきました．小さな切開で浮腫組織を除去するので減量効果は十分と思わ
れますが，リンパ機能の障害や合併症も見逃すことができません．これら合併症を最小限にする余剰皮膚
切除と脂肪吸引を組み合わせた減量方法について解説をお願いしました．

　私は形成外科医として，長年リンパ浮腫治療に関わってきましたが，形成外科医は手術以外のリンパ浮
腫治療にあまり興味を持たず，結果として手術の効果を最大限に引き出せていないと憂慮しています．そ
こで「患者に寄り添う」という視点から，複合的治療，特に圧迫療法について，その適応が難しい高齢者や
様々な合併症を持つ患者に対する使用法について解説を頂きました．また，リンパ機能を著しく低下させ
患者の日常生活に大きな支障が生ずる反復性蜂窩織炎への対応についてもまとめて頂きました．

　リンパ浮腫に対する外科治療を長年行ってきた者として，リンパ管静脈吻合術は侵襲が少なく有用な方
法ですが，その効果にも限界があり新たな治療法が必要であると感じています．今回は，「侵襲が少ない新
たなリンパ再建法」として，HGF というサイトカインを用いたリンパ機能再建について臨床治験の中心と
なった徳島大学から報告を頂きました．現在，HGF はリンパ浮腫治療として臨床で使用できませんが，今
後，リンパ管静脈吻合術を中心とする外科療法以外の選択枝としてリンパ再生が期待されており，今後の
新たなリンパ浮腫治療に繋がる技術としてここで紹介したいと思います．

　最後に，リンパ浮腫診療，特に診断と治療については日進月歩で新たな技術が開発されています．これ
らの技術により，現状では難しいリンパ機能の回復に繋がり，最終的にリンパ浮腫により多くの問題を抱
える患者の一助になることを期待して今回の特集の巻頭言といたします．

2022 年 7 月　　　　　　　　　　　　　　　　　　　　　　　　　　　　　　　　　　　　　前川二郎

KEY WORDS INDEX

WRITERS FILE

ライターズファイル（五十音順）

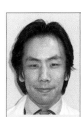

秋田　新介
（あきた　しんすけ）

2002年　千葉大学卒業
　　　　同大学形成外科入局
2013年　同大学大学院修了
2013年　千葉県立がんセンター形成外科
2015年　千葉大学医学部附属病院形成・美容外科，助教
2017年　同，講師
2021年　同，診療准教授

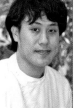

品岡　玲
（しなおか　あきら）

2010年　岡山大学卒業
　　　　同大学大学院（初期研修）
2012年　同大学病院形成外科入局
2013年　香川県立中央病院形成外科
2015年　岡山大学大学院医歯薬学総合研究科，助教
2021年　同大学病院，助教
2022年　同大学学術研究院医歯薬学域むくみを科学する先進リンパ学講座，特任教授

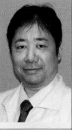

山下　修二
（やました　しゅうじ）

2001年　岡山大学卒業
　　　　岡山済生会総合病院，臨床研修医
2003年　岡山大学医学部附属病院形成外科，医員
2004年　自治医科大学分子病態治療研究センター臓器移植研究部，研究員
2006年　岡山大学病院附属病院形成外科，医員
2008年　岡崎市民病院形成外科，副部長
2010年　岡山済生会総合病院形成外科，医長
2011年　MD Anderson Cancer Center（Texas, USA）形成外科，Visiting Scientist
2012年　岡山済生会総合病院形成外科，医長
2014年　東京大学医学部附属病院形成外科，助教
2016年　同，特任講師
2022年　川崎医科大学医学部臨床医学形成外科学，教授

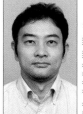

大西　文夫
（おおにし　ふみお）

1998年　慶應義塾大学卒業
　　　　慶應義塾大学形成外科学教室，研修医
2000年　水戸協同病院外科，医員
2001年　東京都立清瀬小児病院外科，医員
2002年　岡山大学形成外科，医員
2003年　慶應義塾大学形成外科，助手
2004年　東京都立清瀬小児病院形成外科，医員
2006年　横浜市立市民病院形成外科，医員
2007年　栃木県立がんセンター形成外科，医長（2009年より医長）
2012年　埼玉医科大学総合医療センター形成外科・美容外科，講師
2019年　Singapore General Hospital, clinical fellow
2020年　埼玉医科大学総合医療センター形成外科・美容外科，准教授

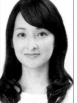

原　尚子
（はら　ひさこ）

2007年　九州大学卒業
　　　　同大学病院初期研修
2009年　東京大学形成外科，専門研修医
2013年　同大学形成外科，助教
2016年　済生会川口総合病院リンパ外科・再建外科
2018年　JR東京総合病院リンパ外科・再建外科
・東京大学医学博士
・リンパ浮腫療法士

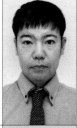

山下雄太郎
（やました　ゆうたろう）

2005年　徳島大学病院研修プログラム
　　　　鳴門病院勤務，研修医
2006年　徳島大学病院，研修医
2007年　同大学病院形成外科，医員
　　　　高知医療センター形成外科，勤務医
2010年　徳島大学病院形成外科，医員
2012年　徳島赤十字病院形成外科，勤務医
2014年　徳島県立中央病院形成外科
2015年　徳島大学病院形成外科，特任助教
2016年　香林大学付属病院形成外科，任期助教
2018年　徳島大学病院形成外科，特任助教
2022年　同，助教

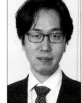

北山　晋也
（きたやま　しんや）

2005年　横浜市立大学卒業
2007年　同大学形成外科入局
　　　　複数の関連施設形成外科で後期研修
2013年　横浜市立大学附属病院，助教
2015年　横浜労災病院形成外科，副部長
2018年　横浜市立大学附属病院，診療講師

前川　二郎
（まえがわ　じろう）

1982年　滋賀医科大学卒業
1984年　横浜市立大学病院形成外科入局
1992年　同，講師
1996年　オーストラリア，アデレード，Women's & Children's Hospital, Australian Craniofacial Unit留学
2001年　横浜市立大学医学部附属病院形成外科，部長
2002年　同，助教授
2011年　同，主任教授
2022年　同，名誉教授

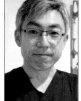

山田　潔
（やまだ　きよし）

1997年　高知医科大学卒業
　　　　川崎医科大学形成外科入局
2000年　国立病院四国がんセンター形成外科
2003年　岡山大学形成外科
2004年　川崎医科大学形成外科
2006年　岡山大学大学院
2009年　同大学，助教
2018年　同大学臨床リンパ学講座，准教授
2021年　光生病院形成外科・リンパ浮腫治療センター長

佐久間　恒
（さくま　ひさし）

1997年　慶應義塾大学卒業
　　　　同大学形成外科学教室入局
1998年　平塚市民病院形成外科，医員
1999年　総合太田病院（現・太田記念病院）外科，医員
2000年　都立清瀬小児病院小児外科，医員
2001年　慶應義塾大学形成外科
2003年　国立成育医療センター形成外科，医員
2004年　大田原赤十字病院（現・那須赤十字病院）形成外科，診療部長
2006年　横浜市立市民病院形成外科，診療科長
2020年　東京歯科大学市川総合病院形成外科，講師
2021年　同，診療部長

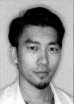

矢吹雄一郎
（やぶき　ゆういちろう）

2006年　横浜市立大学卒業
2008年　同大学形成外科入局
　　　　藤沢市民病院救急科/形成外科
2009年　横浜市立大学附属病院，後期研修医
2011年　同，指導診療医
2014年　神奈川県立こども医療センター形成外科，医長
2016年　横浜市立大学附属病院，助教
2020年　同，診療講師
2022年　同，客員講師/横浜労災病院形成外科，部長

CONTENTS

患者に寄り添うリンパ浮腫診療
—診断と治療—

編集／横浜市立大学名誉教授　前川二郎

◆編集顧問／栗原邦弘　百束比古　光嶋　勲
◆編集主幹／上田晃一　大慈弥裕之　小川　令

【ぺパーズ】
PEPARS No.188/2022.8◆目次

「PEPARS®」とは Perspective Essential Plastic
Aesthetic Reconstructive Surgery の頭文字よ
り構成される造語．

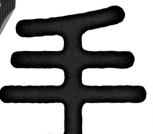
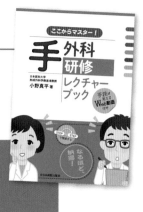

ここからマスター！

新刊

手外科研修レクチャーブック

日本医科大学形成外科学教室准教授
小野真平 著

2022年4月発行
B5判　360頁　オールカラー
26本のweb動画付き
定価9,900円
（本体価格9,000円＋税）

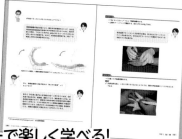

手の基本疾患・手外科のキホンを、会話形式のレクチャーで楽しく学べる！
手技の実際はSTEP by STEPと26本の動画で丁寧にわかりやすく解説しました！

目次

詳しい内容はこちらまで

全日本病院出版会　〒113-0033 東京都文京区本郷 3-16-4　Tel：03-5689-5989
http://www.zenniti.com　Fax：03-5689-8030

PEPARS No.188：1-8. 2022

◆特集／患者に寄り添うリンパ浮腫診療─診断と治療─

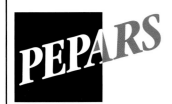

患者に寄り添うリンパ浮腫診断
ICG 蛍光リンパ管造影

品岡 玲*

Key Words：インドシアニングリーン蛍光リンパ管造影(indocyanine green fluorescence lymphography)，リンパ解剖(lymphatic anatomy)，間質造影(indirect lymphography)，リンパ浮腫診断(lymphedema diagnosis)，重症度診断(severity classification)，注射部位(injection sites)

Abstract ICG蛍光リンパ管造影検査は被曝なく行うことができる本邦発のリンパ管イメージング技術である．比較的簡便に施行でき，リンパの逆流を観察することは初心者でも容易である．撮像機器も複雑な設定は全く必要がないハンディタイプが主流であり使いやすく導入しやすい．しかしその反面，ICGの皮下注射部位，観察の手順や環境などを注意しておかないと意外と観察が難しく，極端な場合は間違った診断を行う可能性もある．本稿ではICG蛍光リンパ管造影検査を，安全かつ正確に行うポイントについて科学的根拠をもって提示する．

はじめに

インドシアニングリーン(indocyanine green：以下，ICG)を用いたリンパ系のイメージングは，2008年に浜松医科大学・海野らにより報告されて以来，世界中に広まった本邦発の技術である[1]．ICGは生体組織を透過しやすい近赤外により励起・蛍光するという性質と，皮下・皮内注射された場合にリンパ系に取り込まれやすいという性質を併せ持ち，その2つを上手に利用した低侵襲のイメージング技術がICG蛍光リンパ管造影検査である．条件により異なる印象だが，一般的には1～2cm程度の深さのリンパ系が可視化される．上肢であれば腋窩まで，下肢であれば下腿は比較的しっかり可視化される．大腿部などの脂肪が多い部位は見えにくい印象であるがリンパ管の存在自体は確認できるので手術時には大いに役立つ．

本邦ではセンチネルリンパ節イメージングで保険収載がされているが，残念ながらリンパ浮腫の検査としては薬事法上も認められていない．しかしながら，形成外科医がリンパ系の手術をする際はなくてはならない技術となっており，既に広く用いられているのが実情である．

本稿では，ICG蛍光リンパ管造影検査を実際に行うにあたって必要なコツを科学的情報とともに提示したい．

ICG蛍光リンパ管造影の実際

1．検査の同意などの事前準備

前述のように，リンパ浮腫に対する診断・治療目的のICG蛍光リンパ管造影は，薬事・保険上も認められていないため，自費で検査を行う必要がある．多くの病院では保険適用外使用に対する倫理審査を経て施行されている．手技自体はセンチネルリンパ節検索時と同じで，注射量も多くの場合はその範囲を逸脱しない．そのため，センチネルリンパ節検索時に報告されているリスクを説明し同意を得たうえで施行している．ちなみに2018

* Akira SHINAOKA，〒700-8558 岡山市北区鹿田町2丁目5-1 岡山大学学術研究院医歯薬学域むくみを科学する先進リンパ学講座，特任教授

年に日本形成外科学会内でICG蛍光リンパ管造影施行に対するアンケート調査を行ったところ，軽微な気分不良を経験した施設が1件あったのみで，それ以外の副作用は本邦では見当たらなかった[2]．添付文書には書かれていないが，一時的な注射部位の色素残存は患者が気にすることが多いので説明を心掛けている．我々の経験では2～3か月の間，色素が肉眼で観察できる印象である．なぜか露出部位の方が早く色素が消える傾向がある．日光による色素の分解が関係すると考えているが真偽は不明である．肉眼的には3か月すると消えるが，近赤外観察では半年ほど残存し，次回の検査が難しい．検査後早期のリンパ管静脈吻合術などを予定している場合は検査のタイミングを考慮する必要がある．

2．検査に必要な物品・薬液

ICG蛍光リンパ管造影検査に最低限必要な物品は，ICGと近赤外撮像装置である．

通常，ICGは添付されている蒸留水によって溶解され使用されるが，痛みコントロールやICG濃度を高めるため，添付文書通りに希釈されていない場合がある．蒸留水で2.5 mg/mlに調節された溶液は浸透圧があっておらず，皮下注射をするとかなり強い痛みを生じる．痛みコントロールについては後述するが，5%ブドウ糖液で溶解することで痛みをコントロールしている場合がある．また蒸留水にキシロカイン®を混ぜることで痛みはかなり軽減する．また，少量の蒸留水で溶解させ濃度を高める試みも散見される．しかし，これらはセンチネルリンパ節イメージングに対する添付文書通りではなく，不適切使用によるリスクを考慮するべきである．実際にキシロカイン®でICGを溶解させようとすると，凝固する．2019年に行われたリンパ浮腫に対するICG蛍光リンパ管造影の有用性を確認する医師主導型治験(以下，ICG治験)では蒸留水10 mlを用いて25 mgを溶解させるプロトコールで行っており，現時点ではこれが推奨される[3]．

近赤外観察装置もいくつかの会社が製造販売し

ており，本邦では浜松ホトニクス株式会社，ミズホ株式会社，島津メディカルシステムズ株式会社，株式会社バイタルなどが一般医療機器として販売している．ICGの蛍光を観察するという目的はすべて同一であるが，励起光の種類(LEDまたはLD)やカメラのセンサーの種類(感度やダイナミックレンジの違い)，蛍光フィルター(透過率や波長帯の違い)など，実際の仕様は不明だがすべて異なっていることに注意が必要である．すなわち，用いる撮像装置によって，ICGの見え方が大きく異なる可能性があることに留意する必要があり，違う製品同士で比較することは難しい．また現時点で販売されている撮像装置は励起光の当て方，光源の減衰などが均一化されておらず，時系列による比較，患者間での比較は定量的には難しい．すなわち蛍光が観察される場合，解剖学的にICGが存在することは確実だが，ICGの蛍光が観察されない場合，そこにリンパ系がないことや，蛍光の強弱による意味合いを示すことはできない．また，画像を確認するモニターでも大きく映像が変化することを認識した方がよい．モニターによってハイダイナミックレンジ(HDR)は異なっており，白黒画像の表現は大きく異なる．また，テレビモニターは自動で明るさ調節などを行っているものがあり，検査所見を誤ることがあることも知っておくべきである．少しでも均一な検査のためには，アナログ出力可能な医療用モニターを使用することが無難である．

以下，本稿では最も普及していると思われる浜松ホトニクス社製のPDE-neoを基準にし，下肢リンパ浮腫を対象に話を進めていく．

3．検査環境

近赤外観察にとって太陽光は天敵である．我々は，完全遮光カテーンを用いて暗室環境にしている．また，蛍光灯なども近赤外スペクトラムを含んでおり検査の障害になる．しかし白色LEDの近赤外領域は弱く，比較的検査の邪魔はしない．

他にモニターの光や，赤外線により温めるヒーターなどを使用すると赤外光により思いがけず検

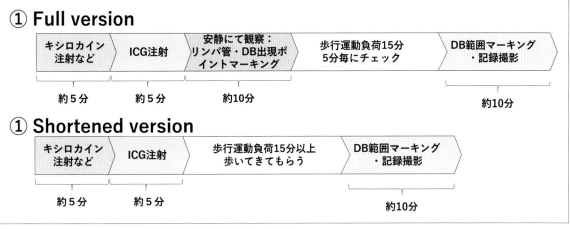

図 1. ICG 蛍光リンパ管造影検査の流れ
DB の出現するポイント，リンパ管グループの走行全体を検出したい場合は① full version で
行っている．DB が出現するか否かだけでよい場合は② shortened version でも可能である．
歩行は院内を歩いてきてもらえれば，その間は他の仕事ができる．

査が難しいことがある．

　しかし，検査時に完全暗室にすると手元の確認
が難しいため，我々はリモコンを用いて室内灯を
点灯できるようにしている．

4．検査の手順全体

　当院では約 1 時間で注射から検査結果説明まで
を行っている．大まかな流れを図示する（図 1）．
我々の検査の流れは肢のリンパ管全体を隈なく，
リンパの真皮への逆流（Dermal backflow；以下，
DB）の出現部位から広がりまでを検出することを
目的としており，検査の目的を限定し得る場合は
さらなる時短も可能である．特に検査者が完全拘
束されることは医療者側の負担が大きい．運動負
荷などを混ぜながら検査することで負担を減らす
ことができる．

5．注　射

　前述した，2.5 mg/ml の ICG 水溶液を注射する
前に痛みを軽減する工夫がいくつかある．簡単な
方法は注射部位を冷やすことである．針刺入時の
痛みはかなり軽減できる．我々は先に注射部位に
キシロカイン® を少量注射している．これで浸透
圧不適合の痛みは完全にとれる．当院では，全て
の注射部位に先に 1 か所あたり 1% キシロカイン®
を 0.5 ml 注射している．キシロカイン® は血管壁
に対する拡張作用などがあるため，検査に与える

影響を考える必要があるが，検査自体に問題はな
いように思える．しかし現時点ではリンパ系に及
ぼす作用は不明である．

　ICG 蛍光リンパ管造影検査を成功させる最初の
大きなポイントは注射部位の選択である．解剖の
成書を確認するといくつかの詳細なリンパ解剖図
譜が示されている．それが正しいかはさておい
て，生理学的情報を含まない集合リンパ管図譜の
みでは適切な注射部位を決定することは不可能で
ある．そこで我々は継続的にリンパ系の解剖研究
を行い，リンパ管造影のための解剖学を充実させ
てきた．以下にそのポイントと検査への応用を記
述する．

　リンパ管は静脈系に似た脈管系であるが，開放
循環系であり，リンパ系の始まりは盲端として無
数に存在する．ICG 蛍光リンパ管造影検査は間質
造影であり，注射した付近のリンパ系にしか取り
込まれない．そのため毛細リンパ管と集合リンパ
管，さらにはリンパ節との関係を考慮しないと注
射部位を決定できないが，既存の図譜は集合リン
パ管の情報しか含まれておらず不可能である．ま
た，既存の図譜ではリンパ系が密な full-contact
なネットワークを作成しているように描いている
ものも多いが，静脈系とは異なり，リンパ管の分
岐・集合自体が少なく，肢の中にも複数の独立し

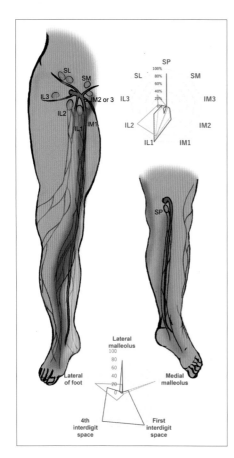

図 2.
注射部位とリンパ管グループ，リンパ管グループとリンパ節の関係

集合リンパ管のグループ（PM：黄色，PL：赤，AM：青，AL：緑）を示している．PM は大伏在静脈本幹に沿って走行している．PL は小伏在静脈本幹に沿って走行している．注射を5か所（Lateral malleolus, Medial malleolus, First interdigit space, 4th interdigit space, and Lateral of foot）施行した場合，下レーダーチャートのように各リンパ管グループを造影できる[5]．各リンパ管グループから造影剤を注入した場合，上レーダーチャートのごとくリンパ節に到達する[6]．

IM：infra medial
IL：infra lateral
SM：supra medial
SL：supra lateral
SP：superficial popliteal
（参考文献9より転載）

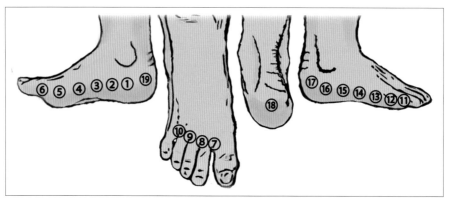

図 3．推奨する注射部位
文献5では計19か所注射部位を設定し検討を行っている．この点はすべて足背と足底の境に設定されていることに注意する．Posteromedial は①（内果直下），posterolateral は⑯（外果直下），anteromedial は⑦（第1趾間），anterolateral は⑭（外果と第5中足骨頭の中点）を最も造影しやすい注射部位として推奨する．

（参考文献5より承諾を受けて転載）

たリンパ系が存在することがうかがえる．

　我々は新規リンパ解剖方法を考案し，多数の献体を使用してリンパ解剖研究を進めている[4]．我々の報告では，下肢末梢からのリンパ系は独立して計4つのグループが存在（anterolateral；以下

AL，anteromedial；以下 AM，posterolateral；以下 PL，posteromedial；以下 PM）し[5]，それらは鼠径部の2つのリンパ節，膝下の1個のリンパ節と密接な関係を持つことを示した（図2）[6]．またそれを確実に造影できる注射部位を足底と足背の境

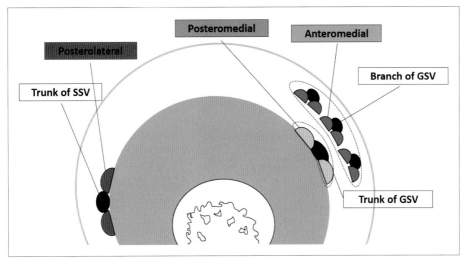

図 4. 下腿の横断面によるリンパ管グループと静脈の関係
Posterolateral は小伏在静脈本幹に伴走，posteromedial は大伏在静脈本幹に伴走，それに対し anteromedial は大伏在静脈の枝に伴走する．Posteromedial と posterolateral は深筋膜直上を走行し，anteromedial は浅筋膜直下を走行する．
SSV：小伏在静脈，GSV：大伏在静脈

界部に4か所設定することに成功した（図3）．さらに4つリンパ系のうち，PL と PM がそれぞれ小伏在静脈と大伏在静脈の本幹に伴走するメインのリンパ系であること，他は大伏在静脈の枝レベルの静脈に伴走するマイナーなリンパ系であることも示している（図4）．まとめると，下肢全体に存在する4つの独立したリンパ系を造影するためには4か所の注射で十分であり，同時に下肢に関係するリンパ節も評価できると考える．リンパ系の解剖が静脈と強く関係することも大きな情報であり，未発表であるが上肢も静脈系とほぼ同様の分類が可能であることも確認できている．

下肢の場合，4か所の皮下注射を行うことになるが，その順番も重要である．なぜならメインルートの PM と PL は深筋膜上を走行するため，浅く広がる AL と AM を造影したのちには PL と PM は観察しにくい．筆者は PM と PL を対象に注射して存在を確認後，AL と AM を造影している．

6. 観察と運動負荷

DB が拡がってしまうと残存するリンパ管は隠れてしまうので，注射後は安静にしてもらいながら，注射部位のみを指先でマッサージし，リンパ

管内に ICG が取り込まれたらリンパ管に沿って優しく指でドレナージし，できればリンパ節部まで上行させて，まずはリンパ管の流れ全体を確認している．DB が出現し始めたら無理をせず他のリンパ管を確認し，全体を把握したのち DB が出現するリンパ管をマッサージしながらマッピングしている．前述したが，内果と外果から出現するリンパ管（多くの場合は PM と PL）を確認後，AL と AM を確認するとよい．検査の慣れにもよるが，私は残存するリンパ管全体の把握を5分程度で行っている．リンパ管全体の把握が終わったら，DB の出現を評価するために運動負荷に移っている．DB は鼠径部付近から出現することが多く，鼠径部まで ICG が流れていくことが検査を行う上での大前提である．しかしリンパ流は非常にゆっくりであるため，リンパ流を促進し，鼠径部まで流してしまう目的で運動負荷が行われてきた．シンチグラフィでもいくつか報告[7]はあるが，我々は ICG リンパ管造影時の運動負荷の効果について既に報告をしている[8]．それによると歩行運動を15分間以上行うことで，リンパ管が残存していれば鼠径部まで ICG は到達し，さらに DB の出現は平衡に達することがわかっている．特に早期症例

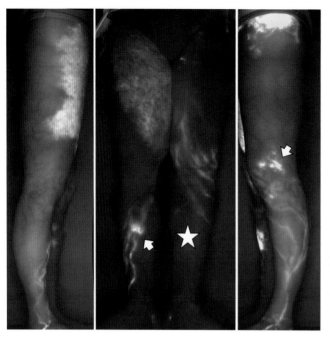

図 5.
ICG リンパ管造影検査パノラマ写真
リンパ管グループの欠損(posteromedial, anteromedial が欠損している☆)と局所的な DB（arrow）を示すことが容易である.

などでは運動負荷を行わないと DB が出現しにくい印象もあり，最低15分間の運動負荷を行って最終的な観察としている．余談であるが，我々は独自の高感度かつ広角のカメラを用いて検査の記録用にパノラマ撮影を行っている(図5)．本稿で用いているパノラマ画像は我々独自の技術であるので既存の PDE-neo では撮影は難しい.

7. 読 影

リンパ浮腫であるかの診断と重症度の評価のために，前述したように，当方はリンパ管グループの欠損と DB の評価を主に行っている.

リンパ浮腫と診断する所見は様々な意見があるが，DB が存在するかしないかがリンパ浮腫診断の criteria になることはコンセンサスがある．多くは鼠径部から出現するが，末梢側や，一部のリンパ管グループのみ，時には注射部位のみからしか DB が出現しないこともあるため，全体を造影し，隅々まで観察することが重要である．注射部位の DB は他の浮腫があると皮下に ICG が拡がり診断に迷うことがある．筆者はミクロモードにして観察し，毛細リンパ管内に ICG が拡がる所見が見られた時のみ注射部位から生じた DB と診断している．DB は出現しないが，特定のリンパ管グループが欠損することを往々にして見かける．4

つのリンパ管グループは正常ではほぼ100％存在することがわかっているので，リンパ流の変更が起こっているが逆流までは生じていない subclinical なリンパ浮腫として判断し注意して経過観察をしている．このような症例では症状としては浮腫より下肢の部分的な違和感を訴えることが多い.

ICG リンパ管造影で重症度を測ることも可能である．DB の範囲や DB のパターンなどいくつかの分類はあるが，統計学的に十分証明されているものは少ない．経験的に DB の出現範囲が多くなるほど，重症度が上がることは間違いない．しかしどの程度の面積の広がりから有意に重症度を変え得るかなどはまだ証明されていない．我々は，リンパ管グループの欠損がグループごとに生じやすさが異なることに着目し，それらの欠損パターンにより重症度が変化することを多変量解析にて示している[9]．正常～軽度リンパ浮腫ではリンパ管グループの欠損はない．PL もしくは PM グループが欠損する場合は，重症度が上がり，PM と PL が両方欠損する場合はさらに重症度が上がる．浅い AM，AL グループは中程度以上のリンパ浮腫でも残存しがちであるが，最終的には AM，AL も欠損し，最重症のリンパ浮腫となる．これらを用いるとリンパ浮腫の重症度診断ができる(図6).

LPad (Lymphatic Pathway Defects) severity classification

Lower limb lymphedema

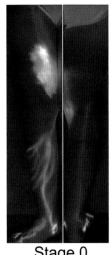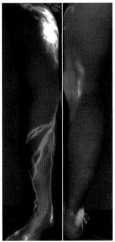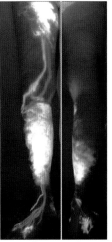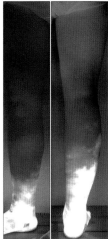

Stage 0	Stage 1	Stage 2	Stage 3
Mildest	Mild	Severe	Severest
No defect	PM or PL defect	PM and PL defect	All defects

図 6. LPad(Lymphatic pathway defect)による下肢リンパ浮腫の重症度分類(LPad severity classification)
DB は出現するがリンパ管グループの欠損がないものを stage 0, PM もしくは PL が欠損す
るものを stage 1, PM と PL の両方とも欠損するものを stage 2, PM と PL の欠損に加え AM
と AL の両方が欠損するものを stage 3 とする. Posteromedial(PM): 黄, posterolateral
(PL): 赤, anteromedial(AM): 青, anterolateral(AL): 緑

(参考文献 9 より転載)

検査の限界

ICG 蛍光リンパ管造影検査は簡便かつ副作用が少ない検査で, 診断のみならず重症度までを判断できる. しかしながらいくつかの大きな弱点を抱えていることも事実である. まず, 近赤外光は比較的組織を透過しやすいが, 減衰は大きなものがある. そのため筋膜下など深部の評価はほぼ不可能であり, 浮腫が著しい場合や脂肪が多い部位は皮下でも観察が難しい. また赤外光の組織減衰率はいまだ不明であり, どこまでの範囲が見え得るのかわからないことは検査技術としては大きな欠点である. PDE カメラに限って言うと撮像装置の限界もある. 現時点ではハンディタイプのカメラであり, 手軽ではあるが, 再現性に乏しい. 記録もひと手間必要であり, 撮影された画像も検者本人しか理解ができない. そのため患者間や経時的な比較は注意する必要がある.

上記の限界を理解しながら, シンチグラフィなどを併用することで診断時や手術時のどちらにおいても有効に活用できると考える.

おわりに

ICG リンパ管造影検査は有用な検査ではあるが, 未だリンパ浮腫に対して使用は薬事法上認められていない. そこで多施設が共同で医師主導型治験を行い, リンパ浮腫診療(手術時)における有用性を示し論文化も終了している[10]. 今後, 薬事承認を得て保険収載されたのちにはさらなる普及が期待できる. しかし, 上記で言及したように, 撮像装置の限界も大きい. 再現性が高く, 観察範囲が明らかとなる撮像機器の登場は, CT や X 線画像のように, 治療者間で経時的に共有できる有用なデータとなる. 関係する医療機器メーカーの努力に期待したい.

参考文献

1) Unno, N., et al.：Quantitative lymph imaging for assessment of lymph function using indocyanine green fluorescence lymphography. Eur J Vasc Endovasc Surg. **36**：230-236, 2008.
   Summary　リンパ浮腫に対して ICG 蛍光リンパ管造影検査を応用した landmark 的な論文である.

2) 品岡　玲ほか：リンパ浮腫画像検査の実態について日本形成外科学会認定施設を対象とした全国アンケート調査から. リンパ学. **41**：81-85, 2018.
   Summary　本邦におけるリンパ浮腫に対する画像検査の現状を日本形成外科学会内でアンケート調査を行った論文である. 使用方法や副作用などを知るのに適している.

3) Akita, S., et al.：HAMAMATSU-ICG study：Protocol for a phase Ⅲ, multicentre, single-arm study to assess the usefulness of indocyanine green fluorescent lymphography in assessing secondary lymphoedema. Contemp Clin Trials Commun. **19**：100595, 2020.
   Summary　ICG の保険収載を目標として行われた ICG 治験のプロトコール論文である.

4) Shinaoka, A., et al.：A fresh cadaver study on indocyanine green fluorescence lymphography：a new whole-body imaging technique for investigating the superficial lymphatics. Plast Reconstr Surg. **141**：1161-1164, 2018.
   Summary　新鮮死体で ICG 蛍光リンパ管造影検査が簡単に応用でき得ることを示した論文である.

5) Shinaoka, A., et al.：Correlations between tracer injection sites and lymphatic pathways in the leg：a near-infrared fluorescence lymphography study. Plast Reconstr Surg. **4**：634-642, 2019.
   Summary　下肢の間質リンパ管造影法の注射部位を決定すべく下肢全体のリンパ管のグループ分類を明らかにし，それを確実に造影できる注射部位を 100 肢を超える新鮮死体で示している.

6) Shinaoka, A., et al.：Lower-limb lymphatic drainage pathways and lymph nodes：a CT lymphangiography cadaver study. Radiology. **294**：223-229, 2020.
   Summary　下肢リンパ管グループとそれが接続するリンパ節の関係を示している.

7) Jensen, R. M., et al.：Lymphoedema of the lower extremities—background, pathophysiology and diagnostic considerations. Clin Physiol Funct Imaging. **30**：389-398, 2010.
   Summary　下肢リンパ浮腫に対する検査の総説である. 運動負荷などをまとめている.

8) Matsumoto, K., et al.：Exercise-loaded indocyanine green fluorescence lymphangiography for diagnosing lymphedema. J Reconstr Microsurg. **35**：138-144, 2019.
   Summary　ICG 蛍光リンパ管造影における運動負荷の効果を前向き研究により示している.

9) Shinaoka, A., et al.：A new severity classification of lower limb secondary lymphedema based on lymphatic pathway defects in an indocyanine green fluorescent lymphography study. Scientific Reports. **12**：309, 2022.
   Summary　リンパ管グループ欠損パターンによる下肢リンパ浮腫の重症度を多変量解析を用いて示している.

10) Akita, S., et al.：A phase Ⅲ, multicenter, single-arm study to assess the utility of indocyanine green fluorescent lymphography in the treatment of secondary lymphedema. J Vasc Surg Venous Lymphat Disord. S2213-33X(21)00488-11, 2021.
    Summary　ICG 治験の結果を示している.

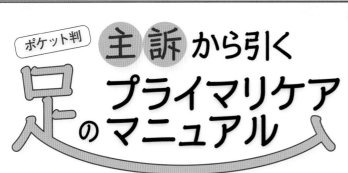

ポケット判 主訴から引く
足のプライマリケアのマニュアル

編著 下北沢病院

足の疾患を診るうえで、最初の問診で確認しなければならないこと、行った方がよい検査など随所に「下北沢病院流」がちりばめられている本書。
足に関わる疾患が網羅されており、これから足を診る先生にとっては手放せない１冊に、既に足をご専門にされている先生にとっても、必ず知識が深まる１冊になります。
ぜひご診療の際はポケットに忍ばせてください。

詳しくはこちら

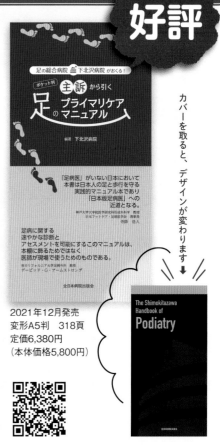

2021年12月発売
変形A5判　318頁
定価6,380円
（本体価格5,800円）

カバーを取ると、デザインが変わります↓

The Shimokitazawa Handbook of Podiatry

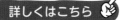

CONTENTS

全日本病院出版会
www.zenniti.com
〒113-0033 東京都文京区本郷 3-16-4　Tel：03-5689-5989
Fax：03-5689-8030

PEPARS No.188：10-15, 2022

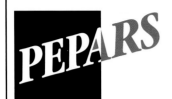

◆特集／患者に寄り添うリンパ浮腫診療─診断と治療─

患者に寄り添うリンパ浮腫診断
リンパシンチグラフィ

矢吹雄一郎*1　前川二郎*2

Key Words：リンパ浮腫(lymphedema)，リンパシンチグラフィ(lymphoscintigraphy)，ヒト血清アルブミン(human serum albumin：HSA)，フチン酸(phytate)，コントラストノイズ比(contrast noise ratio：CNR)，定量的評価(quantitative evaluation)

Abstract　リンパシンチグラフィはリンパ輸送機能を評価できる有用な検査法である．臨床においては，リンパ浮腫の診断や重症度評価に有用である．得られた画像は高い客観性を持って記録できるため，フォローアップにも適している．しかし，撮影条件が多様であり，その規格化と標準化が今後の解決課題の1つである．我々は，リンパシンチグラフィの画像を解析することで撮影条件の検討と最適化を行っている．本稿では，放射性トレーサーとしてヒト血清アルブミンおよびフチン酸を用いた際に得られる画像を定量的に評価し，比較検討した．その結果，慢性リンパ浮腫に特徴的な所見のコントラストはヒト血清アルブミンを用いた方が高いことが示された．リンパシンチグラフィは定量性があるため，放射線診断学的な手法で撮影条件を最適化していくことが可能である．それにより，慢性リンパ浮腫に対するリンパシンチグラフィの標準的な撮影条件を示していきたい．

はじめに

慢性リンパ浮腫はリンパ輸送機能の障害によって生じる．そして，その機能は進行性に低下し，非可逆的な変化をきたすと難治化することが多い．それらを緩和するため，リンパ管静脈吻合術などマイクロサージェリー技術を駆使した術式が開発され広く行われている．しかし，その吻合部は経時的に閉塞していくことが報告されている[1)2)]．そのため，患者を中心とした長い時間軸で慢性リンパ浮腫の診療を考慮すると，変化するリンパ輸送機能をフォローアップすることが極めて重要だと考えている．

それに対し我々は，リンパ輸送機能を高い客観性を持って評価し記録可能なリンパシンチグラフィを長らく用いている．具体的には，リンパシンチグラフィを慢性リンパ浮腫の診断や重症度評価のみならず，病状の変化などに際して撮影し，評価および記録をするようにしている．その経験の中で，同一患者においても撮影条件が異なると画像のコントラストや明瞭度に差が生じることに着目した(図1)．特に放射性トレーサーの差異が画像に大きな影響を与えていると予想し，それに関する検討を行っている．今回，2種類の異なる放射性トレーサーで得られるリンパシンチグラフィにおいてガンマ線カウント値を用いて定量的に評価し，比較した．

対象と方法

2012年4月から2017年9月に横浜市立大学附属病院で撮影したSPECT-CTリンパシンチグラフィのうち，同一患者においてヒト血清アルブミン(HSA)およびフチン酸(phytate)，それぞれの放射性トレーサーでリンパシンチグラフィを撮影した症例を対象とした．ただし，深部静脈血栓症

*1 Yuichiro YABUKI，〒236-0004　横浜市金沢区福浦 3-9　横浜市立大学医学部形成外科学，客員講師
*2 Jiro MAEGAWA，同，名誉教授

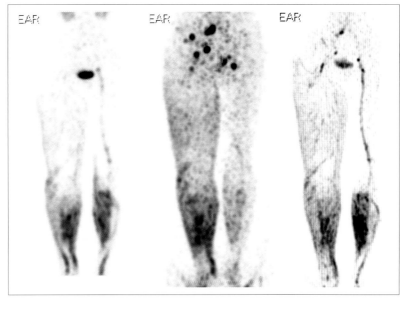

図 1.
SPECT-CT リンパシンチグラフィにおける撮影条件と得られる画像の違い（同一症例，両側下肢続発性リンパ浮腫）
　a：放射性トレーサーとして HSA を，99mTc を 1 肢あたり 80 MBq 投与し撮影
　b：放射性トレーサーとして phytate を，99mTc を 1 肢あたり 80 MBq 投与し撮影
　c：放射性トレーサーとして HSA を，99mTc を 1 肢あたり 160 MBq 投与し撮影

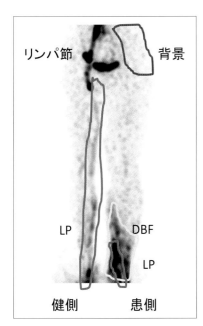

リンパ節　　　　背景
LP　　DBF
　　　LP
健側　　　患側

$$\text{コントラストノイズ比} = \frac{\text{評価対象の平均カウント値 } - \text{ 背景の平均カウント値}}{\text{背景のノイズ値（背景におけるカウント値の標準偏差）}}$$

$$\text{標準取り込み値比} = \frac{\text{評価対象の最大カウント値}}{\text{背景の平均カウント値}}$$

図 3．コントラストノイズ比（CNR）と標準取り込み値比（SUVR）を算出する計算式

図 2.
ROI の設定（ひだり下肢続発性リンパ浮腫）
患側においては皮膚逆流現象（DBF）と思われる領域を ROI として設定した（黄線）．
健側，患側いずれにおいても線状陰影（LP）と思われる場所を ROI として設定した（青線）．
側腹部かつリンパ節と思われる陰影のない部位を背景の ROI として設定した（赤線）．

などを罹患する肢とリンパ浮腫の重症度が進行した肢は除外した．

　リンパシンチグラフィの核種は 99mTc を用いた．両側第 II，第 IV 足趾間の皮下に 1 肢あたり 80 MBq を投与し，120 分後に撮影した．撮影には角度可変式ガンマカメラ Symbia T16®（SIEMENS 社）を用いた．核種投与後から撮影までは基本的には安静とし，運動負荷は行わなかった．

　撮影した SPECT-CT リンパシンチグラフィから再構成した MIP 画像の正面像を画像解析ソフト SYNAPSE VINCENT® ver 5.3.0001（富士FILM）を用いて解析した．リンパシンチグラフィで同定した皮膚逆流現象（dermal back flow；DBF）と線状陰影（linear pattern；LP）に関心領域（region of interest；ROI）を設定し，ガンマ線の平均カウント値や最大カウント値を計測した（図 2）．それらを用いて，DBF においてはコントラストノイズ比（contrast noise ratio；CNR）を算出した（図 3）．LP においては標準取り込み値比（standardized uptake value ratio；SUVR）を算出した（図 3）．これらの値を放射性トレーサーとして HSA および phytate を用いた場合で比較検討した．

表 1. 患者背景の統計的特徴

	All cases (n=16)
Age (yr), mean (SD)	57.9±10.3
Sex (male/female)	1/15
Primary, n	4
Secondary, n	12
Unilateral, n	11
Bilateral, n	5

表 2. 患肢の重症度

Maegawa classification	Affected limbs (n=21)
I	0
II	3
III	5
IV	10
V	3

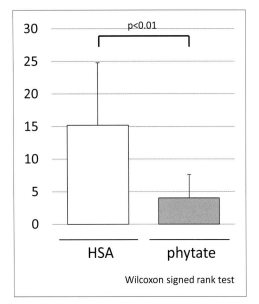

図 4. 患肢における DBF のコントラストノイズ比（CNR）

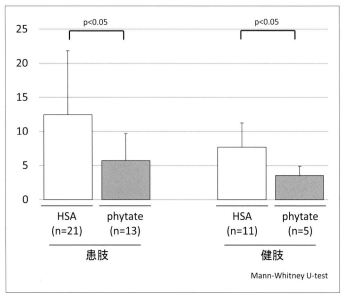

図 5. 患肢・健肢における LP の標準取り込み値比（SUVR）

結　果

　対象は 16 例，平均年齢 57.9±10.3 歳，男性は 1 例，女性は 15 例であった．両側性は 5 例，片側性は 11 例であった．静脈性浮腫の合併などにより対象から除外した肢はなかった．そのため，健側 11 肢，患側 21 肢を評価した（表1）．いずれも HSA を用いたリンパシンチグラフィを先行して撮影しており，phytate を用いた撮影とは約 3 年の期間が空いていた．患肢の重症度は Maegawa 分類[3]で Type IV が最も多く 10 肢，Type III が 5 肢，Type II と Type V がそれぞれ 3 肢であった（表2）．

　DBF の CNR は HSA 使用時と phytate 使用時それぞれ 15.2±9.6，4.0±3.6 であり，前者の方が有意に高値であった（$p < 0.01$, Wilcoxon signed rank test）（図4）．患肢における LP の SUVR は HSA 使用時と phytate 使用時それぞれ 12.5±9.4，5.7±4.0 であり，前者の方が有意に高値であった（$p < 0.05$, Mann-Whitney U-test）（図5左）．健肢における LP の SUVR も HSA 使用時と phytate 使用時それぞれ 7.6±3.6，3.5±1.4 であり，前者の方が有意に高値であった（$p < 0.05$, Mann-Whitney U-test）（図5右）．

考　察

　近年，リンパ輸送機能を評価する検査法が開発され，慢性リンパ浮腫に対する診療は大きく進歩した．現在では，技術の革新により様々な方法が実用化され，日常診療で広く用いられている．しかし，いずれの検査法にも各々長所と短所がある．そのため，それらの特性を理解し相補的に用いることが重要である．

リンパ輸送機能を評価する代表的な検査方法として，インドシアニングリーン蛍光リンパ管造影（indocyanine green near inflate fluorescence lymphography；ICG-NIR）がある．慢性リンパ浮腫における病的なリンパ流の検出感度が高く，早期診断や重症度評価に有用である[4)5)]．また，リンパ流を動的かつ即時的に評価および撮影できるのでリンパ管同定方法としても極めて有用である[6)7)]．しかし，蛍光色素が発した近赤外線光を検出するため，皮下集合リンパ管の観察可能深度は1.7 cm程度と報告されている[8)]．そのため，経皮的にリンパ節や深部の皮下集合リンパ管を詳細に評価することは困難である．さらに，撮影方法やタイミング，記録方法が統一されておらず，検査方法として標準化および規格化されていない．撮影条件や記録方法が異なる情報は，患者間，場合によっては同一患者内においても比較することが難しい．つまり，ICG-NIRに限らずリンパ輸送機能を評価する検査法において，撮影方法の標準化と記録方法の統一化を行い，客観性の高い情報を記録することが診療およびエビデンスの蓄積という観点から重要である．

リンパシンチグラフィも慢性リンパ浮腫を評価するための最適な撮影条件は判明しておらず，標準化は進んでいない．本法は元来，悪性腫瘍に対する所属リンパ節を同定する目的で開発され，臨床応用されていた．そして，1985年Stewartらが慢性リンパ浮腫のリンパ流を評価する目的に使用し，その成果を報告した[9)]．本邦での初報は1986年における本学放射線科教室Ohtakeらの報告と思われる[10)]．当時のリンパシンチグラフィは解像度や分解能が低く大まかなリンパ流を評価するものであった．その後，多くの改良を重ね，撮影条件や記録方法が定まってきている[11)12)]．そのため，現在では慢性リンパ浮腫の診断や重症度評価に用いられており[3)]，世界的に標準的な検査法とされている[13)]．ただし，リンパシンチグラフィに限らず核医学検査領域の撮影条件は複雑である．具体的には，核種，核種投与量，放射性トレーサー，

運動負荷，ディテクター感度など極めて多岐に亘る．そしてこれらが異なると，同一患者においても得られる画像に違いが生じる（図1）．どういった条件がどのように関与しているのか，リンパ浮腫の診断や評価においてどういった条件が適しているのか，検討を重ね解決すべき課題である．

我々は，数ある撮影条件の中でも放射性トレーサーの違いに着目している．リンパシンチグラフィはテクネシウム同位体など放射能を持つ核種から発せられたガンマ線を検出し，画像化するものである．核種単体は粒子径としては極めて小さいため，そのまま皮下へ投与すると速やかにリンパ流に取り込まれ，迅速に血液循環に入る．そのため，リンパ流のみを画像化することが困難となる．そこで，核種を蛋白質など化合物に結合させることにより，リンパ流へ取り込まれる速度などをコントロールする手法が取られている．この結合させる化合物が放射性トレーサーと呼ばれている．核種の体内における挙動は放射性トレーサーの特性によって規定される．放射性トレーサーの特性としては粒子径，核種との結合安定性，組織親和性などが挙げられる．中でも粒子径に関しては数多く解析され，文献的な報告が散見される．一般的に粒子径が小さい方が毛細リンパ管に取り込まれやすく，リンパ節などに残留しにくい．センチネルリンパ節の同定を目的としたリンパシンチグラフィにおいては，放射性トレーサーの粒子径が50～70 nm程度が適していると報告されている[14)]．一方，HSAの粒子径は2～3 nm，phytateは100～1,000 nmとされている[10)]．今回の検討には含めていないが，自験例においてもphytateを用いたリンパシンチグラフィの方がリンパ節の描出がよいことが多い（図1）．リンパ節の描出においてはphytateが適している可能性がある．

しかし，慢性リンパ浮腫におけるリンパシンチグラフィの評価対象はリンパ節の描出の多寡のみならず，DBFや側副路形成などの病的所見である．こういった所見の描出という点で複数の放射性トレーサーを比較検討する報告は極めて少な

い．特に，コントラストや明瞭度など放射線診断学的な評価法で定量的に検証した文献的報告は渉猟し得る限り認めなかった．今回我々は，HSA 使用時または phytate 使用時に撮影したリンパシンチグラフィ画像において DBF と LP のコントラストを定量的に評価して比較検討し，いずれも HSA の方が有意に優れているという結果を得た．このことから，我々が行っている撮影条件においては HSA の方が慢性リンパ浮腫を評価するリンパシンチグラフィに適していると考えられる．また，放射性トレーサーの体内における挙動は，粒子径のみならず核種との結合性や組織親和性などが複合的に関与している可能性を示唆するものであり，それらを念頭に置いて放射性トレーサーを選択しなければならない．

　いずれにしても，これを検証するためには得られる画像に定量性があることが重要である．リンパシンチグラフィはガンマ線カウント値を応用して Transport Index や CNR などが求めることができる[15)~17)]．本稿では触れなかったが，我々は CNR のみならず視覚的描出能など定性的な評価と併せた総合的な解析も行い報告している[18)]．こういった放射線診断学的な手法で撮影条件をブラッシュアップできるところもリンパシンチグラフィの長所と思われる．本検査はリンパ機能評価のゴールドスタンダードであるが，撮影された画像を定量化し，慢性リンパ浮腫を評価するための撮影条件を検討し，規格化および標準化することが求められる．

最後に

　慢性リンパ浮腫は長期的なフォローアップが必要な疾患である．患者は診断されてから保存療法を中心とした治療を長期的に受ける．外科療法を受けても，患肢全域のリンパ輸送機能が完全に回復することはない．そのため，リンパ輸送機能の経時的な変化を評価し，記録することの臨床的意義は極めて高い．そういう意味でも，客観性の高い記録を経時的に記録することが「患者に寄り添う」ことに繋がる．

　2018 年 9 月からテクネシウム製剤の一部がリンパ浮腫に対して保険収載が事実上可能となった．それを用いたリンパシンチグラフィは，現時点で安心して行える本邦唯一のリンパ輸送機能評価法とも言える．そして，客観性の高い情報を記録し，経時的に撮影できるという点でリンパシンチグラフィは極めて有用である．

　ただし，慢性リンパ浮腫の診療において，種々の検査方法を相補的に用いることが重要である．浅層における皮下集合リンパ管の同定，早期診断および重症度評価は ICG-NIR が優れている．患肢を含めた全身のリンパ輸送機能の評価と中長期的な記録はリンパシンチグラフィが向いていると考えられる．加えて，MR リンパ管造影は精度や検出感度が向上し，その有用性は日々増している[8)19)]．高周波エコーはリンパ浮腫診療の中心になっていく可能性がある[20)21)]．それぞれの検査法で精度を向上させ，撮影方法などの規格化や標準化を進めていくことがリンパ浮腫診療を深化させていくものと考えている．

参考文献

1) Puckett, C. L., et al.：Evaluation of lymphovenous anastomoses in obstructive lymphedema. Plast Reconstr Surg. **66**(1)：116-120, 1980.
2) Maegawa, J., et al.：Outcomes of lymphaticovenous side-to-end anastomosis in peripheral lymphedema. J Vasc Surg. **55**(3)：753-760, 2012.
3) Maegawa, J., et al.：Types of lymphoscintigraphy and indications for lymphaticovenous anastomosis. Microsurgery. **30**(6)：437-442, 2010.
4) Akita, S., et al.：Early diagnosis and risk factors for lymphedema following lymph node dissection for gynecologic cancer. Plast Reconstr Surg. **131**(2)：283-290, 2013.
5) Yamamoto, T., et al.：The earliest finding of indocyanine green lymphography in asymptomatic limbs of lower extremity lymphedema patients secondary to cancer treatment：the modified dermal backflow stage and concept of subclini-

cal lymphedema. Plast Reconstr Surg. **128**(4)：314e-321e, 2011.

6）Akita, S., et al.：HAMAMATSU-ICG study：Protocol for a phase Ⅲ, multicentre, single-arm study to assess the usefulness of indocyanine green fluorescent lymphography in assessing secondary lymphoedema. Contemp Clin Trials Commun. **19**：100595, 2020.

7）Akita, S., et al.：A phase Ⅲ, multicenter, single-arm study to assess the utility of indocyanine green fluorescent lymphography in the treatment of secondary lymphedema. J Vasc Surg Venous Lymphat Disord. **10**(3)：728-737.c3, 2022.

8）Yasunaga, Y., et al.：Impact of Magnetic Resonance Lymphography on Lymphaticolvenular Anastomosis for Lower-Limb Lymphedema. J Reconstr Microsurg. **38**(2)：121-128, 2022.

9）Stewart, G., et al.：Isotope lymphography：a new method of investigating the role of the lymphatics in chronic limb oedema. Br J Surg. **72**(11)：906-909, 1985.

10）Ohtake, E., Matsui, K.：Lymphoscintigraphy in patients with lymphedema. A new approach using intradermal injections of technetium-99m human serum albumin. Clin Nucl Med. **11**(7)：474-478, 1986.

11）Szuba, A., et al.：The third circulation：radionuclide lymphoscintigraphy in the evaluation of lymphedema. J Nucl Med. **44**(1)：43-57, 2003.

12）Pecking, A. P., et al.：Relationship between lymphoscintigraphy and clinical findings in lower limb lymphedema(LO)：toward a comprehensive staging. Lymphology. **41**(1)：1-10, 2008.

13）International Society of Lymphology：The diagnosis and treatment of peripheral lymph-edema. 2009 Consensus Document of the International Society of Lymphology. Lymphology. **42**(2)：51-60, 2009.

14）Strand, S. E., Bergqvist, L.：Radiolabeled colloids and macromolecules in the lymphatic system. Crit Rev Ther Drug Carrier Syst. **6**(3)：211-238, 1989.

15）Cambria, R. A., et al.：Noninvasive evaluation of the lymphatic system with lymphoscintigraphy：a prospective, semiquantitative analysis in 386 extremities. J Vasc Surg. **18**(5)：773-782, 1993.

16）Weissleder, H., et al.：Lymphedema：evaluation of qualitative and quantitative lymphoscintigraphy in 238 patients. Radiology. **167**(3)：729-735, 1988.

17）Niimi, T., et al.：Comparative cardiac phantom study using Tc-99m/I-123 and Tl-201/I-123 tracers with cadmium-zinc-telluride detector-based single-photon emission computed tomography. Nucl Med Mol Imaging. **53**(1)：57-63, 2019.

18）Koike, T., et al.：Visualization of lower extremity lymphedema in the same cohort using 99mTc-human serum albumin and 99mTc-phytate lymphoscintigraphy with SPECT-CT. Lymphology. **55**：1-9, 2022.

19）Soga, S., et al.：Lower limb lymphedema staging based on magnetic resonance lymphangiography. J Vasc Surg Venous Lymphat Disord. **10**(2)：445-453. e3, 2022.

20）Hayashi, A., et al.：Intraoperative imaging of lymphatic vessel using ultra high-frequency ultrasound. **71**(5)：778-780, 2018.

21）Hara, H., Mihara, M.：Diagnosis of Lymphatic Dysfunction by Evaluation of Lymphatic Degeneration with Lymphatic Ultrasound. Lymphat Res Biol. **19**(4)：334-339, 2021.

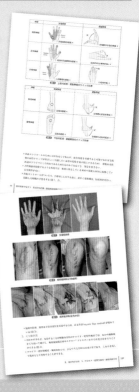

PEPARS No.188：17-22, 2022

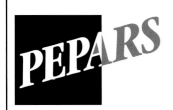

◆特集／患者に寄り添うリンパ浮腫診療─診断と治療─

患者に寄り添うリンパ浮腫診断
超音波診断

秋田新介*¹　三川信之*²

Key Words：リンパ浮腫(lymphedema)，超音波診断(ultrasonography)，剪断波エラストグラフィ(shear wave elastography)，超高周波超音波診断(ultra-high frequency ultrasonography)，リンパ管静脈吻合(lymphovenous anastomosis)，血管柄付きリンパ節移植(vascularized lymph node transfer)

Abstract　超音波検査は非侵襲的に皮膚と皮下組織の性状やリンパ管，リンパ節，血管を評価することができるため，患者に寄り添うリンパ浮腫診断として，今後ますます普及が見込まれる．具体的には，Bモードによって組織構造を観察し，エラストグラフィを活用することにより硬さに関する情報を得ることで，リンパ浮腫の重症度や保存治療のコントロールの評価の指標となる．手術計画においては，リンパ節の腫大や内部構造，リンパ節に接続する輸入，輸出リンパ管の拡張，皮下集合リンパ管の観察といったリンパ管の情報と，リンパ管静脈吻合の相手である静脈の解剖や筋膜下と皮下を結ぶ交通静脈の拡張の観察，リンパ節移植手術においてはドナー，レシピエント双方の皮下脈管構造のマッピングや術後吻合血管の観察に活用される．また，長期的なフォローにおいても，非侵襲的に繰り返し評価を行うことができる利点がある．

はじめに

　リンパ浮腫は慢性疾患であり，術前の評価から術後のケアまで一貫して1人の患者の状態を把握する姿勢が，患者に寄り添うリンパ浮腫診療であると考える．超音波検査は非侵襲的で患者の苦痛がなく繰り返し施行可能であるため，長期フォローとして継続的に患者の状態を把握する上で最適のモダリティである．リンパ浮腫を観察，評価するにあたって重要な組織は皮膚，皮下組織，動静脈，リンパ管系のシステムであり，一連のリンパ浮腫診療の中での検査の目的によって，それぞれ着目すべき点がある．超音波検査の有用性について，① 浮腫の評価，② 手術計画，③ 術後の観察，に分けて解説する．

浮腫の評価

　リンパ浮腫患者における浮腫の症状は，リンパのうっ滞に起因する間質の水分貯留と脂肪の増生のほかに，全身性浮腫，肥満に伴う脂肪の増加と腹腔内圧の上昇，静脈還流障害，保存治療の効果など様々な要因が組み合わさった結果として発現している．超音波検査による皮膚軟部組織の評価は，視診，触診に加えて，皮膚の断面を非侵襲に観察できるもう1つの"目"として，初診時から治療介入後のコントロール状況の把握に至るまで，くり返し施行することが可能である．

　皮膚，皮下組織観察においては，リニアプローベを用いるのがよい．周波数は検査目的によるが，リンパ管の観察には18 MHz以上のものがよい．周波数が高くなるほど高い解像度で画像は明確化する一方で，観察可能深度が限定されるため，使い勝手に影響する．また，プローベによる圧迫圧は所見に大きく影響を与えるため，ゼリーは粘稠度の高いものを使用し，プローベと皮膚の

*¹ Shinsuke AKITA，〒260-8677　千葉市中央区亥鼻1-8-1　千葉大学医学部附属病院形成・美容外科，診療准教授
*² Nobuyuki MITSUKAWA，同，教授

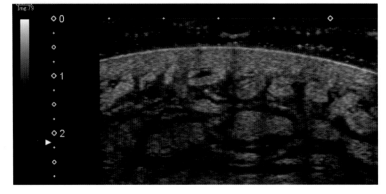

図 1.
婦人科がん術後，ISL 分類Ⅱ期後期続発性下肢リンパ浮腫の下腿超音波検査Bモード像
粘稠度の高いエコージェルを厚く塗布して検査を施行している．線維化と脂肪層の厚みの組織学的な変化に加え，脂肪間のエコーフリースペース量を観察することで，細胞外液量を減少するための圧迫療法が適切に行われているかの指標となる．

間に十分な厚みを保つようにすることで安定した所見が得られる(図1)．

　超音波検査による浮腫の評価では，静脈疾患の鑑別ならびに合併の確認がまず重要となる[1]．急性期の深部静脈血栓は重篤な合併症のリスクが高く，急激な経過をたどる場合には緊急の対処が必要であるため必ず念頭に置いて診察する．婦人科がん患者においては担がん状態の間に深部静脈血栓を生じた既往のある患者は少なくなく，慢性期に深部静脈血栓後症候群を併発している例も多数存在する．原発性リンパ浮腫として紹介を受けリンパ管機能障害が生じている患者の中にも，実際には深部静脈血栓後症候群による overload の続発症としてリンパ浮腫が発症していることがある．静脈疾患を発症していない場合には，リンパ浮腫患者においては浮腫肢の血液循環量は増大していることが知られている[2]．極めて高い静脈圧は遊離皮弁のレシピエント血管としてリスクが高いのみならず，リンパ管と静脈のバイパスにおいても有効なドレナージ路となり得ないと考えられる．静脈の異常を正確に把握することは遊離組織移植やリンパ管静脈吻合を計画するにあたって極めて重要である．超音波による深部静脈血栓症・下肢静脈瘤の標準的評価法については，日本超音波医学会，日本脈管学会，日本静脈学会の3学会共同でのガイドラインが図示も豊富で詳しい[3]．

　超音波検査によるリンパ浮腫のBモード所見においては，皮下脂肪層の厚みの増加が確認され，真皮脂肪境界が不明瞭となる．脂肪間のエコーフリースペースは，細胞外液量と高い相関を示し，リンパ浮腫に対する保存療法が適切に行われているかの指標となり得る[4]（図1）．脂肪吸引をはじめとする減量手術を検討する場合には，細胞外液の除去の程度を十分に把握するための客観的所見として重要である．皮下脂肪の厚さの計測は浮腫重症度の一指標として，運動療法による改善効果の指標にも活用されている[5]．皮膚，皮下組織の肥厚の程度は直接リンパ浮腫の有無や進行度と相関があり，皮膚の硬化の程度も反映していることが示唆されている[6]．超音波エラストグラフィは組織の硬化の評価方法として有用な方法であり，その中でも shear wave elastography は，剪断波の伝播速度を測定する方法であり，プローベを正しくあてることさえできれば，検査施行者に高度な技術を要せず，客観的評価を可能とする[6]（図2）．

　拡張したリンパ管は 18 MHz 程度の周波数を持つプローベでも観察可能であり，この周波数の領域でリンパ管の内腔を観察できること自体が，リンパのうっ滞，拡張を示す所見であると言える．また，婦人科がん術後患者において，リンパのうっ滞を起こす非常に早期には，鼠径リンパ節の腫大がしばしば観察され，四肢に明確な周径の増大が出現する以前，早期のリンパのうっ滞を非侵襲的に検出できる重要な所見である[7]（図3）．

手術計画

　手術計画にあたって，超音波検査を用いることにより，動脈，リンパ管，リンパ節の解剖を三次元的に知ることができる[8]．

　リンパ管静脈吻合手術(lymphovenous anastomosis；以下，LVA)においては，吻合部位の決定にリンパ管走行のマッピングと，吻合相手となる

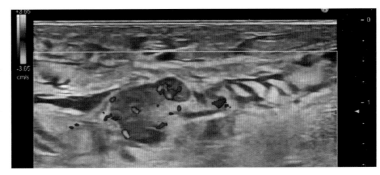

$\dfrac{a}{b}$

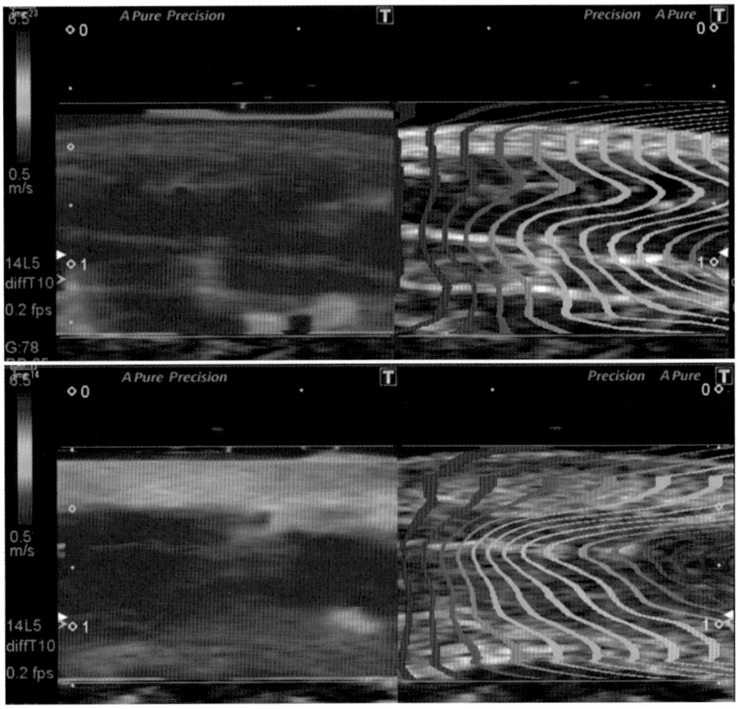

図 2.
乳がん術後，ISL 分類Ⅱ期続発性上肢リンパ浮腫における shear wave elastography 像
それぞれの画像の左側は平均速度を色で描出した画像であり，範囲（region of interest）を指定してその範囲の平均速度を算出することもできる．それぞれの画像の右側の画像で剪断波の形態を観察する．リンパ浮腫患者においては，真皮層において剪断波の速度に差が出やすく，リンパ浮腫が進行するとともに剪断波の速度は増加する．
　　a：健側前腕の所見
　　b：患側前腕の所見

図 3.
婦人科がん術後，下肢は ISL0 期であるが，疼痛，張り感の自覚症状の訴えの強い患者の鼠径部リンパ節 color doppler 像
リンパ節のサイズの増大を観察するとともに，動静脈と輸出リンパ管がリンパ節に接続するリンパ門の位置を把握することができる．

静脈の走行の把握はいずれも重要な要素となる．超音波検査によるリンパ管の観察に慣れないうちは ICG 蛍光リンパ管造影を行い，集合リンパ管の走行と，うっ滞所見の領域をマッピングしたうえで超音波検査を行うと，拡張したリンパ管を同定しやすい．一方で，ICG 蛍光リンパ管造影で linear pattern が観察できない例や部位において集合リンパ管を同定できることが超音波検査の大きな魅力であるため，dermal back flow の領域でこそ，入念に観察を行う．また，鼠径部に近い領域では皮下脂肪が厚いため，たとえリンパの流れが良好であっても，ICG 蛍光リンパ管造影ではリンパ流が観察できないことが多い．超音波検査で鼠径リンパ節群のうちサイズの大きいものの同定や，リンパ節の門に出入りする栄養血管の走行，輸入，

輸出リンパ管の拡張の有無の確認などを行う[7]（図 3）．超高周波領域超音波検査機器である SonoSite Vevo（MD，富士フィルム株式会社，東京）は，複数本のリンパ管の重なりまで詳細，正確に描出可能であり，静脈との位置関係も正確に把握可能であるため，口径の太いリンパ管を選択することや端々吻合，側端吻合といった吻合様式を術前に計画することが可能であり，術中の判断の要素を減らし，手術時間の短縮へとつなげることができる（図 4）．一方，皮下脂肪が厚い領域は観察できないため，状況に応じて機器を使い分けることが肝要である．観察可能な深度は 71 MHz で最大 6.5 mm，48 MHz で最大 13.5 mm である．

　LVA の術前計画にあたっては，静脈の観察も重要である．静脈は，分岐部に逆流防止弁を有す

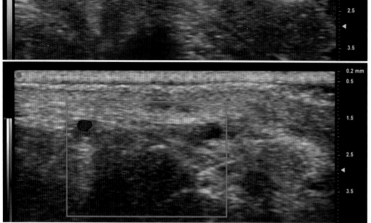

a
b

図 4.
乳がん術後上肢リンパ浮腫患者の前腕における 71 MHz 超高周波超音波検査所見
　a：B モード像
　b：color doppler 像
左に描出されているのが静脈，右に描出されているのがリンパ管である．微小な脈管解剖が観察可能であり，口径の近いリンパ管と静脈の選択，吻合方法の検討まで術前に行うことができる．

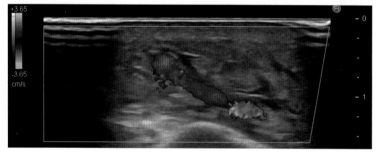

図 5.
不全交通枝(不全穿通枝)の color doppler 像
不全交通枝の部位では筋膜エコーが一部途切れ，表在と深部を交通する太い交通枝が観察される．末梢のミルキングで逆行性血流の存在を確認する．

ることが多く，可能であれば，静脈弁を含めるように静脈剥離することで，LVA 部の静脈逆流を予防することが望ましい[9]．大伏在静脈，皮膚穿通枝と分岐やリンパ管の位置関係を術前超音波検査で把握しておくと，術中に三次元的な位置関係がイメージしやすい．また，前述のごとくリンパ浮腫患肢においては皮下組織の血流量が増加しており，特に下肢では動静脈シャントや不全交通枝(不全穿通枝とも言う)の存在は決して珍しくない．立位での高い静脈圧は吻合部の逆流や閉塞のリスクとなるため，不全交通枝は結紮処理することが望ましい[9]．不全交通枝のマッピングにも超音波検査は非常に有用である(図5)．

　血管柄付きリンパ組織移植においては，ドナーサイトで採取すべきリンパ節の把握とリンパ節を栄養する血管の走行，長さ，レシピエントサイトの吻合血管の確認といったマッピングを超音波検査で行う．側胸部のリンパ節をドナーサイトとす

る際に，外側胸動脈，胸背動脈，あるいは単独で腋窩動脈からリンパ節栄養血管が分岐していることもあり，吻合血管の口径が大きく異なるため，術前に十分に観察しておく．また，レシピエントサイトにおいて，ブリッジングすべき明白なリンパ流の欠損となる嚢胞や瘢痕組織が存在する例ではその領域の範囲を観察しておく．最終的に採取するリンパ節のデザインを行うにあたっては，ドナーサイトの合併症予防が特に重要であり，reverse mapping と呼ばれるドナーサイトにおける四肢からのリンパの流入ルートを確認する検査を行い，ドナーサイトの術後リンパ浮腫を予防することを最優先事項とする．Reverse mapping に放射性同位元素を用いる方法もあるが，ICG 蛍光リンパ管造影で四肢からのリンパ流を観察してリンパ管の損傷を避け，青色色素を用いて採取するリンパ節に流入する axial なリンパ流を確認する二重造影を行っている[10)11)]．

術後の観察

血管柄付きリンパ組織移植においては，術後急性期に skin paddle を設けず埋め込み皮弁とする場合や，skin paddle とリンパ組織が別系統の血管茎であった場合，移植リンパ節のモニタリングには color doppler sonography を用いるとよい．

術後長期フォローにおいて，B モード像，エラストグラフィ像の所見は保存治療の状況によっても影響を受けるため，定期的に皮膚，皮下組織の浮腫のコントロール状況を繰り返し観察することが可能である．リンパ組織移植手術後の患者においては，移植リンパ節の層構造と内部血流とが維持されていることを確認することで，移植したシステムが機能的に生着しているかどうかの指標とする．交通静脈の結紮を行った例においては，結紮した部位のみならず，新たな交通枝の拡張の出現に注意する．

考 察

リンパ浮腫の重症度を評価する，という場合において，リンパの流れの障害の程度という機能的な重症度と，体積や皮膚の肥厚，水分の貯留という，浮腫の臨床症状の重症度とが存在する．機能障害と臨床症状の程度は必ずしも一致するわけではない．これには，① 機能の障害の程度は，現在行われている検査方法で，完全に把握できているわけではない，という側面と，② 機能障害の程度が同じ状況であっても，保存療法により浮腫の状態が大きく異なる，という 2 つの側面があると考えられる．

ICG 蛍光リンパ管造影やリンパシンチグラフィは機能障害の重症度を示し，3 次元 volumetry や電気インピーダンスは浮腫による組織変化を客観的に示す指標となる．超音波や MRI は微小なリンパ循環の描出と皮膚軟部組織の性状の双方を検査でき，その活用できる領域の幅が広い．特に超音波検査はベッドサイドや外来で短時間に施行することが可能で患者に苦痛を与えることもないため，初診からフォローまで，長期間にわたって患者

と寄り添って診療の記録を残すことが可能である．

超高周波超音波検査機器の登場により，集合リンパ管の観察がより簡単になり，より詳細な情報が得られるようになった．集合リンパ管と静脈の三次元的な解剖が明らかとなり，ICG などの造影剤の流入の有無によらずリンパ管を同定し，その拡張の程度や複数本が束となっている像まで確認できるため，吻合様式の形に至るまで術前に計画することが可能である．また，超高周波での描出を繰り返し行ってヒトの四肢のリンパ管の走行パターンを理解しておくと，20 MHz 前後の周波数の超音波機器においてリンパ管を描出する診断能力は飛躍的に向上する．臨床現場では，より微細な構造を描出可能な超高周波プローベと，ある程度深い領域を観察可能な周波数のプローベをうまく使い分けることができれば理想的である．

超高周波超音波検査機器に加えて光音響超音波機器の登場もあり，リンパ管と静脈の微小解剖は急速に明らかになりつつある[12]．一方で，現在，体表から高い解像度でリンパ管を観察できる深度はまだ限られており，皮下脂肪の厚い領域，筋膜下の深層のリンパシステム，リンパ節の詳細な観察には未だ限界がある．また，最近になってリンパ管内ワイヤーが臨床使用可能となっており，今後リンパ管内治療への展開に期待が集まる[13]．リンパ管系は径が細いだけでなく，リンパ節や乳糜槽，血液循環系との連絡路など特有の構造を有しており，リンパ管内治療への展開には克服すべき課題が残されているが，その先にはより低侵襲で確実性の高い治療成果が得られる未来が待っていると考えられる．

超音波検査を活用できることはリンパ浮腫診療において強力な武器になり，今後ますます普及することが期待される．

まとめ

超音波検査は，形成外科医にとって皮膚皮下組織の断面を非侵襲で観察できる，もう 1 つの "目" である．リンパ浮腫診療においては，浮腫の状態の評価，リンパ節を含めたリンパ管系と静脈系の

微細な解剖の観察，術後の長期的な変化の観察と，幅広い用途で，患者と寄り添うリンパ浮腫診療の実践に大きく貢献する.

参考文献

1) Beller, E., et al.：Prevalence and predictors of alternative diagnoses on whole-leg ultrasound negative for acute deep venous thrombosis. BMC Med Imaging. 20：127, 2020.
   Summary　急性期深部静脈血栓疑い患者において超音波検査を行った際の鑑別診断として，その他の静脈疾患や深部静脈血栓後症候群，慢性リンパ浮腫の有病率や予測因子を検証している.

2) Rezende, M. S., et al.：Correlation between upper limb volume and arterial and venous blood flow velocity in lymphedema secondary to breast cancer treatment. J Manipulative Physiol Ther. 40：241-245, 2017.
   Summary　乳がん術後上肢リンパ浮腫患者における肢の体積と血流速度の間に有意な相関がみられることを報告している.

3) 静脈エコー検討小委員会：ガイドライン　超音波による深部静脈血栓症・下肢静脈瘤の標準的評価法. 静脈学. 29：363-394, 2018.

4) Suehiro, K., et al.：Local echo-free space in a limb with lymphedema represents extracellular fluid in the entire limb. Lymphat Res Biol. 16：187-192, 2018.
   Summary　リンパ浮腫肢において，皮下組織エコーフリースペースの重症度は，電気インピーダンスに基づいた細胞外液量と強い相関関係があることを報告している.

5) Jeon, Y., et al.：Ultrasonographic evaluation of breast cancer-related lymphedema. J Vis Exp. 119：54996, 2017.
   Summary　乳がん術後上肢リンパ浮腫に対する運動療法の介入により，超音波検査で計測した皮下組織の厚さの有意な変化が観察されたことを報告している.

6) Akita, S., et al.：Noninvasive, objective evaluation of lower extremity lymphedema severity using shear wave elastography：a preliminary study. J Plast Reconstr Aesthet Surg. 74：3377-3385, 2021.
   Summary　リンパ浮腫肢の皮膚の厚みと shear wave elastography における剪断波の速度は，いずれも ICG 蛍光リンパ管造影に基づいたリンパ浮腫所重症度と有意な相関を認めることを報告している.

7) Akita, S., et al.：Intraoperative detection of efferent lymphatic vessels emerging from lymph node during lymphatic microsurgery. J Reconstr Microsurg. 35：372-378, 2019.
   Summary　婦人科がん術後のリンパ流のうっ滞の非常に早期において，鼠径リンパ節の腫大と輸出リンパ管の拡張が生じることを報告している.

8) Hayashi, A., et al.：Ultrasound visualization of the lymphatic vessels in the lower leg. Microsurgery. 36：397-401, 2016.
   Summary　超音波検査によるリンパ管の描出の最初の報告.

9) Akita, S., et al.：Prevention of venous reflux with full utilization of venoplasty in lymphaticovenular anastomosis. J Plast Reconstr Aesthet Surg. 73：537-543, 2020.
   Summary　リンパ管静脈吻合において，交通枝結紮や弁形成などを用いて静脈血のリンパ管への逆流を防止する方法を示した報告.

10) Dayan, J. H., et al.：Reverse lymphatic mapping：a new technique for maximizing safety in vascularized lymph node transfer. Plast Reconstr Surg. 135：277-285, 2015.
    Summary　テクネシウムと ICG を用いた reverse mapping による血管柄付きリンパ節移植手術のドナーサイトの合併症予防法.

11) Akita, S., et al.：Contribution of simultaneous breast reconstruction by deep inferior epigastric artery perforator flap to the efficacy of vascularized lymph node transfer in patients with breast cancer-related lymphedema. J Reconstr Microsurg. 33：571-578, 2017.
    Summary　血管柄付きリンパ節移植手術における ICG と blue dye を用いた reverse mapping について報告.

12) Kajita, H., et al.：Photoacoustic lymphangiography. J Surg Oncol. 121：48-50, 2020.
    Summary　光音響イメージングによるリンパ管と静脈の三次元微小構造の描出についての報告.

13) Yabuki, Y., et al.：A novel approach to subcutaneous collecting lymph ducts using a small diameter wire in animal experiments and clinical trials. Lymphat Res Biol. 19：73-79, 2021.
    Summary　リンパ管用ワイヤーの動物実験における検証と，臨床においてリンパ管静脈吻合の際に用いた報告.

PEPARS No.188：23-28, 2022

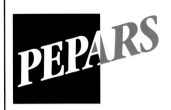

◆特集／患者に寄り添うリンパ浮腫診療—診断と治療—

患者に寄り添うリンパ浮腫診断

MR lymphangiography の特性とそれに基づいた診断・病態評価

大西文夫[*1]　曽我茂義[*2]　三鍋俊春[*3]

Key Words：リンパ浮腫(lymphedema)，画像診断(imaging)，重症度分類(staging system)，早期診断(early diagnosis)，リンパ還流異常(lymphatic circulation disorder)

Abstract　　MRI を用いたリンパ管造影(magnetic resonance lymphangiography；MRL)は俯瞰性に優れ，高い空間解像度を持つリンパ系の画像診断モダリティである．四肢のリンパ浮腫においては，リンパ還流障害の程度によってリンパ管の描出の変化や dermal backflow(DBF)などの異常所見が描出されるが，MRL では「リンパ管は末梢・軽症であるほど描出されやすい」，「DBF は末梢・重症であるほど描出されやすい」という描出特性を持っている．またこれらの所見の出現パターンに基づき重症度分類を行うことも可能であり，我々が考案した MRL staging system が国際リンパ学会の臨床病期と高い相関を示す．さらに MRL は DBF の早期描出に優れ，リンパ浮腫の早期診断にも有用である．リンパシンチグラフィやインドシアニングリーン蛍光リンパ管造影など MRL とは描出特性の異なる他の診断モダリティと併用することで，より病態の本質に迫ることが可能になると考えられる．

緒　言

リンパ浮腫の病態把握はリンパドレナージパターンを把握することから始まる．リンパ浮腫の画像診断において現在汎用されているのはリンパシンチグラフィやインドシアニングリーン蛍光リンパ管造影(indocyanine green lymphangiography；以下，ICGL)であるが，それぞれによる病態把握の方法については既報[1)~4)]に詳しい．

MR リンパ管造影(magnetic resonance lymphangiography；以下，MRL)はリンパ管走行やリンパ管拡張などの解剖学的情報やダーマルバックフロー(dermal backflow；以下，DBF)などの

皮膚逆流所見を鮮明に描出でき，リンパシンチグラフィや ICGL などよりもリンパ管の描出能力が優れている[5)6)]．またそれらの所見からリンパドレナージパターンを俯瞰できるため病態ステージングや手術戦略のシミュレーション[6)~8)]などに有用性が高い．しかしながら MRL による病態評価の具体的な方法については報告が少ない[9)10)]．

本稿では MRL による診断・病態評価およびその有用性について概説する．なお MRL は上肢でも下肢でも行い得るが，本稿では下肢の場合について詳述する．

MRL 検査の概略

MRL には大きく分けて造影剤を用いた造影 MRL と造影剤を用いない非造影 MRL[11)12)]の手法があるが，本稿で述べるのはリンパ管の描出力の高い前者の方法である．造影 MRL は皮内/皮下投与したガドリニウム造影剤を間質からリンパ管に吸収させ，注射部位を還流するリンパ流をMRIで撮像・描出する方法である．Soga らの検査プロト

---

*1 Fumio ONISHI，〒350-8550　川越市鴨田 1981 番地　埼玉医科大学総合医療センター形成外科・美容外科，准教授
*2 Shigeyoshi SOGA，〒160-8582　東京都新宿区信濃町 35 番地　慶應義塾大学放射線科，専任講師
*3 Toshiharu MINABE，埼玉医科大学総合医療センター形成外科・美容外科，教授

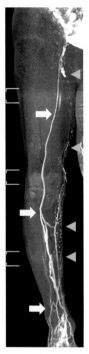

図 1.
足背注射部位から下腿前内側を膝関節内側に上行し，さらに鼠径リンパ節（最頭側の緑矢頭）に向けて大腿内側を斜めに走行する（緑矢頭）．静脈は形態的に鑑別可能である（白矢印）．

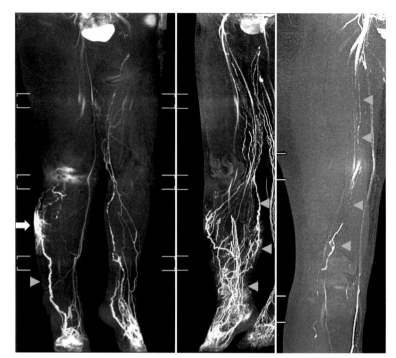

図 2.   a｜b｜c

a：浮腫優位肢（右下肢）において拡張した下腿前外側のリンパ管（緑矢頭）および DBF（白矢印）を認める．また大腿部リンパ管や鼠径リンパ節の描出不良・遅延を認めている．非優位肢（左下肢）においては健常肢と同様に下腿前内側から大腿部へと描出されるリンパ管が確認できる．

b：下腿後内側の拡張したリンパ管描出を認める（緑矢頭）．

c：膝窩リンパ節および拡張した輸入・輸出リンパ管を認める（最遠位の緑矢頭）．また深部静脈と並走する深部リンパ管の描出を認める（緑矢頭）．

コルにおいて造影剤投与は下肢の場合，ガドテリドール（プロハンス®，エーザイ）7 ml と 1％リドカイン 1 ml の混和液を 1 ml ずつ 23 G 針を用いて各趾間に皮内・皮下投与する．撮像プロトコルの詳細は文献[5)13)]に記載の方法に則っている．得られた画像データは Maximum Intensity Projection（MIP）処理により三次元構成を行うことで，立体的な表示も可能である[5)13)]．また横断像にてリンパ管を同定し，内外果や脛骨前縁などの骨性メルクマールとの位置関係を計測することで，より正確なマッピングを行うことも可能である[8)]．

MRL 読影の実際

MRL におけるリンパ管像は径が不整かつ波状の特徴的な形状を呈する[5)]（beaded appearance）．静脈も描出されるが，リンパ管よりも太く平滑で一定の径を有するため形態学的に鑑別可能である[5)]．リンパ還流異常のない場合，足背（各趾間）の造影剤注射部位から下腿前内側を膝関節内側に向かい，さらに大腿前内側を鼠径に向かい斜めに上行する 2～3 本のリンパ管像が描出され，鼠径リンパ節は結節状に描出される．この造影流域は解剖学的には大伏在静脈に沿う前内側リンパ管群[14)]に相当する（図 1）．なお正常なリンパ管は径が細いために淡く見えにくいこともある[15)]．

一方，リンパ還流障害においては様々な異常所見が観察され得る．個別の異常所見としてはリンパ管拡張，DBF などが認められる[5)13)16)]．そしてこれらの所見の現れ方であるリンパドレナージパターンには側副路の形成や造影遅延・造影不良が認められる[5)15)]（図 2）．

また単純 MRI の T2 強調脂肪抑制画像において

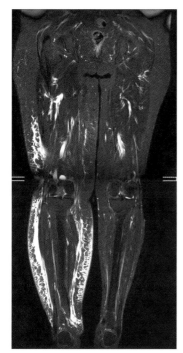

図 3. T2 脂肪抑制画像

浮腫優位肢(ISL stage 2)に高信号で描出される貯留を認める．これに対して非優位肢(ISL stage 0)では貯留を認めていない．

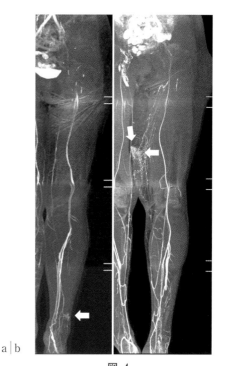

a｜b

図 4.

a：ISL stage 0(図 2 で示した症例の非優位肢)における下腿遠位の DBF(白矢印)．

b：大腿部に DBF を認める(白矢印)．

浮腫の貯留部位が高信号で描出されるため，冠状断像で浮腫の分布が把握でき，同時に脂肪増生の程度も把握できるのも利点である(図 3)．

MRL による重症度評価

1．重症度に応じた MRL 所見の特徴

Soga らの報告によると，リンパ管描出は国際リンパ学会病期(ISL ステージ)のどのステージにおいても末梢ほど良好である．ステージ進行に伴い遠位・近位ともに描出率が低下するが，特に膝関節より近位のリンパ管描出はステージ 0・Ⅰで 7 割程度で，ステージⅡは 3 割，ステージⅢで描出されたものはなかった[13]．このように大腿部でのリンパ管描出率にはステージ間の差が出やすい．また前述の通り本法では下腿のリンパ管は通常前内側領域のものが主に描出される(図 1)が，これを逸脱して側副路の描出が見られることも多い．すなわち前外側(図 2-a)，後内側(図 2-b)や深部リンパ管(図 2-c)が描出されることもしばしばであり，これらは前内側リンパ管の鬱滞に伴い

代償性的に描出されているものと考えられる[5]．

DBF に関しても Soga らは末梢ほど出現頻度が高く，中枢ほど描出頻度は低くなることを示した．この出現パターンは，中枢ほど DBF の描出頻度が高い ICGL とは異なる．MRL では膝関節より遠位(足背，下腿)の DBF は全ステージにおいて観察され，基本的にステージ進行に伴い DBF の出現率が上昇する．膝関節より近位に描出される DBF はステージⅡに特徴的な所見(図 4-b)であり他のステージではほとんど観察されない[13]．

また特筆すべきは軽症例における MRL の異常所見検出能力の高さである．MRL では軽症の段階(ステージ 0)においても末梢で DBF を検出し得る(4%)(図 4-a)．さらに側副路の描出なども含めた何らかの異常所見がステージ 0 において検出される割合は 81.4%にも上る[5]．リンパシンチグラフィによる早期異常所見の検出率は 70%と報告されており[17]，MRL はそれよりも鋭敏に早期所見を検出できる可能性が示唆される．

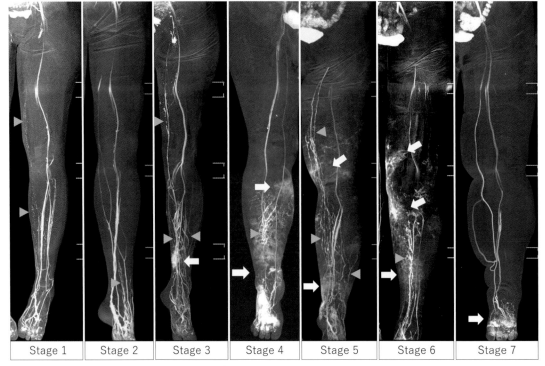

図 5. MRL stage 1～7
緑矢頭はリンパ管，白矢印は DBF を示す．

2．MRL による病態評価～新たな重症度ステージ分類

Soga らはリンパ管および DBF の 2 つの要素を軸にしたシンプルな MRL ステージングを考案した．MRL では，「リンパ管は末梢・軽症であるほど描出されやすい」，「DBF は末梢・重症であるほど描出されやすい」ということに基づき，以下のように MRL stage 1～7 に分類しており，これが国際リンパ学会病期(ISL ステージ 0-Ⅲ)と良好に相関することを示した(図 5)[13]．

＜MRL staging system＞

Stage 1：大腿部にリンパ管描出を認める．DBF は認めない．

Stage 2：大腿部にリンパ管描出を認めない．DBF は認めない．

Stage 3：大腿部にリンパ管描出を認める．下腿に DBF を認める．

Stage 4：大腿部にリンパ管描出を認めない．下腿に DBF を認める．

Stage 5：大腿部にリンパ管描出を認める．大腿部に DBF を認める．

Stage 6：大腿部にリンパ管描出を認めない．大腿部に DBF を認める．

Stage 7：下腿や大腿にリンパ管描出を認めない．足部のみ DBF を認める．

MRL の臨床応用

1．病態のより正確な理解

MRL ではリンパ管の形態や走行，DBF などを高解像度で捉えられるためリンパ還流に生じている異常を直感的に理解しやすい．例えばリンパ管拡張はリンパ管の鬱滞とそれに伴うリンパ管内圧の上昇を，造影遅延や造影不良はリンパ管の線維化による還流低下を示唆する．側副路の形成やDBF は本来の還流ルートだけでは還流しきれなくなった際の代償的変化と捉えられる．

重症度のステージ分類は病態の理解には欠かせないが，提唱された MRL staging は既報にあるICG の DBF 形態による分類やシンチグラフィによる分類より細分化された分類であり，より正確

に病態を把握できる可能性がある．また DBF などを呈している領域においても深部の情報が得られることはその一助となると思われる．

なお，病態の解釈は観察モダリティの特性を考慮に入れる必要がある．例えば MRL と ICGL では前述の通り DBF の描出されやすい部位が異なる．この性質の違いの原因の 1 つとしてトレーサーまたは造影剤のリンパ系への親和性や分子量の違いが考えられる[13]．例えばガドリニウム造影剤は分子量が 559 と小さく血漿蛋白との結合もほとんどないが，一方 ICG（分子量 775）は体内でアルブミン（分子量 66,000）をはじめとする血漿蛋白と結合し分子量の大きい粒子となる．このため MRL では小さなガドリニウム造影剤分子が末梢あるいは軽症例のより小さな破綻からも漏出し描出し得ると考えられる．この性質は MRL の早期検出力と関係していると考えられる．

2．治療支援への応用

リンパ浮腫の治療を行うにあたり，MRL は非常に有力な支援ツールとなる．例えば描出される機能的リンパ管の有無はリンパ管静脈吻合術の適応基準となり得る[7]．また吻合部位のシミュレーションはもとより，正常なリンパ管とリンパ管内圧亢進が示唆されるアプローチすべきリンパ管を区別できるため，より精度の高い戦略を策定することも可能である．さらにメインに描出されるリンパ流に加えて側副路・DBF の位置，浮腫の貯留分布（T2 脂肪抑制画像）が明確になれば圧迫療法やリンパドレナージなどの保存療法も個別化・効率化できる可能性がある．そして前述の MRL staging を用いてリンパ還流状態を評価することが，適時的かつ適切な治療を行う上で非常に重要となることは言うまでもない．

おわりに

MRL は低侵襲で安全性が高く，深く正確な病態理解，より効果的な治療方針の策定に非常に有用であり，今後のリンパ浮腫診療において欠かせないツールであると考える．これに加えてリンパシンチグラフィや ICGL などの他の診断モダリティも併用することでさらに一層リンパ浮腫の病態への理解が深まり，より効果的な治療が患者に提供されることが期待される．

参考文献

1) Maegawa, J., et al.：Types of lymphoscintigraphy and indications for lymphaticovenous anastomosis. Microsurgery. **30**(6)：437-442, 2010.
2) Lee, B. B., Bergan, J. J.：New clinical and laboratory staging systems to improve management of chronic lymphedema. Lymphology. **38**(3)：122-129, 2005.
3) Yamamoto, T., et al.：Characteristic indocyanine green lymphography findings in lower extremity lymphedema：the generation of a novel lymphedema severity staging system using dermal backflow patterns. Plast Reconstr Surg. **127**(5)：1979-1986, 2011.
4) Nguyen, A. T., et al.：Long-term outcomes of the minimally invasive free vascularized omental lymphatic flap for the treatment of lymphedema. J Surg Oncol. **115**(1)：84-89, 2017.
5) Soga, S., et al.：Analysis of collateral lymphatic circulation in patients with lower limb lymphedema using magnetic resonance lymphangiography. J Vasc Surg Venous Lymphat Disord. **9**(2)：471-481. e1, 2021.
   Summary　MRL で早期から描出されるリンパ側副路について，診断のみならず治療にも反映すべき知見を明らかにした．
6) Pons, G., et al.：Preoperative planning of lymphaticovenous anastomosis：The use of magnetic resonance lymphangiography as a complement to indocyanine green lymphography. J Plast Reconstr Aesthet Surg. **72**(6)：884-891, 2019.
7) Neligan, P. C., et al.：MR lymphangiography in the treatment of lymphedema. J Surg Oncol. **115**(1)：18-22, 2017.
8) Yasunaga, Y., et al.：Magnetic resonance lymphography as three-dimensional navigation for lymphaticovenular anastomosis in patients with leg lymphedema. J Plast Reconstr Aesthet Surg. **74**(6)：1253-1260, 2021.
9) Liu, N. F., et al.：Classification of lymphatic-sys-

tem malformations in primary lymphoedema based on MR lymphangiography. Eur J Vasc Endovasc Surg. **44**(3)：345-349, 2012.

10) Liu, N. F., et al.：Anatomic and functional evaluation of the lymphatics and lymph nodes in diagnosis of lymphatic circulation disorders with contrast magnetic resonance lymphangiography. J Vasc Surg. **49**(4)：980-987, 2009.

11) Arrivé, L., et al.：Noncontrast magnetic resonance lymphography. J Reconstr Microsurg. **32**(1)：80-86, 2016.

12) Cellina, M., et al.：Non-contrast magnetic resonance lymphography(NCMRL) in cancer-related secondary lymphedema： acquisition technique and imaging findings. Radiol Med. **126**(11)：1477-1486, 2021.

13) Soga, S., et al.：Lower limb lymphedema staging based on magnetic resonance lymphangiography. J Vasc Surg Venous Lymphat Disord. **10**(2)：445-453. e3, 2021.

14) Shinaoka, A., et al.：Correlations between tracer injection sites and lymphatic pathways in the leg：a near-infrared fluorescence lymphography study. Plast Reconstr Surg. **144**(3) ：634-642, 2019.

15) Notohamiprodjo, M., et al.：MR lymphangiography at 3.0 T：correlation with lymphoscintigraphy. Radiology. **264**(1)：78-87, 2012.

16) Lu, Q., et al.：MR lymphography of lymphatic vessels in lower extremity with gynecologic oncology-related lymphedema. PLoS One. **7**(11)：e50319, 2012.

17) de Almeida, C. A., et al.：Lymphoscintigraphic abnormalities in the contralateral lower limbs of patients with unilateral lymphedema. J Vasc Surg Venous Lymphat Disord. **5**(3)：363-369, 2017.

Summary　MRL の所見に基づいた新たな重症度ステージ分類を提唱しており臨床病態を把握するのに有益である.

PEPARS　No.188：29-42, 2022

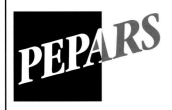

◆特集／患者に寄り添うリンパ浮腫診療─診断と治療─

侵襲が少ないリンパ機能再建
リンパ管静脈吻合術(LVA)のシンチタイプ別治療成績と静脈評価を加味したLVA治療戦略

佐久間　恒[*1]　竹丸雅志[*2]　鈴木悠史[*3]

Key Words：リンパ浮腫(lymphedema)，リンパシンチグラフィ(lymphoscintigraphy)，リンパ管静脈吻合術(lymphaticovenous anastomosis；LVA)，静脈性リンパ浮腫(phlebolymphedema)，不全穿通静脈(incompetent perforating vein；IPV)

Abstract　下肢リンパ浮腫の診断自体は比較的容易であるものの，その病態は千姿万態であることから診断および治療の標準化が望まれている．リンパ管静脈吻合術は短期的な浮腫軽減効果は確実にあるものの，中長期的な治療効果については議論の余地があるのに加えて，必ずしも全ての患者に良好な結果が得られるわけではないのも事実である．本稿では，リンパシンチグラフィのタイプ別にLVAの中長期的な治療成績について整理することでLVAの適応と限界について検証するとともに，リンパ管と密接に関わりを持っている静脈機能の評価と治療戦略について実際の症例を供覧しながら要点を整理して述べる．

はじめに

リンパ管静脈吻合術(lympaticovenous anastomosis；LVA)はリンパ管を静脈に吻合することにより，うっ滞したリンパ液を効率的に静脈内に還流させる低侵襲な外科的手段であり，局所麻酔下でも行えることから日帰り手術を含めて広く行われるようになってきている．最近では超高周波エコー装置を用いることで従来の造影検査では同定できない機能的なリンパ管を手軽に探し出すことが可能となってきていることもLVAのさらなる浸透に拍車をかけている．しかしながら，リンパ管内圧が高くリンパ駆出能が保たれている病態においては高い浮腫軽減効果と蜂窩織炎予防効果があるものの[1)~4)]，ドレナージの結果，静脈圧がリンパ管内圧を上回る機会が増えるようになると，吻合部内腔における線維化や血栓などにより経時的に吻合部開存率が低下するなどの報告[3)5)6)]もあり，LVAによる真のドレナージ効果が長期的に持続するか否かについては議論の余地がある．したがって，LVAを行う上では，吻合部閉塞の可能性を念頭に置きながら，常に効率的かつ犠牲の少ない治療を心がけるとともに，治療効果が十分にみられない場合は漫然と同様の手術を繰り返すことは慎むべきである．さらには，リンパ管産生に影響を与え得る静脈機能についても評価を行うことで俯瞰的な病態把握に努め，病態に応じて適切な治療戦略を練っていくことが重要である．本稿では，我々が考案したタイプ分類とその治療成績について報告するとともに，静脈機能を加味したLVA治療戦略について述べる．

*1 Hisashi SAKUMA，〒272-8513　市川市菅野5-11-13　東京歯科大学市川総合病院形成外科，診療部長
*2 Masashi TAKEMARU，〒221-0855　横浜市神奈川区三ッ沢西町1-1　横浜市立市民病院形成外科，科長代理
*3 Yushi SUZUKI，〒160-8582　東京都新宿区信濃町35番地　慶應義塾大学医学部形成外科，特任助教

表 1. Two-phase lymphoscintigraphy（LS）による Type 分類
Type 分類：early phase における集合リンパ管の駆出能と late phase における 2 次性変化の
パターンにより 5 つに分類
subtype 分類：lateral distribution のパターンにより Type 1〜3 をさらに 3 つに分類

Type 1：
　early phase：鼠径リンパ節や大腿近位部の浅集合リンパ管の描出あり（大腿近位までリンパ管駆出能が保たれている）
　late phase：リンパ管内の RI 排出遅延（リンパ管内のうっ滞）があるものの明らかな DBF を認めない
　　a：内側浅集合リンパ管が描出される（axial pattern）
　　b：主に外側浅集合リンパ管または深部集合リンパ管が描出される（collateral pattern）
　　c：鼠径リンパ節や大腿近位内側および外側浅集合リンパ管が複数描出される（enhanced pattern）

Type 2：
　early phase：鼠径リンパ節および大腿近位集合リンパ管の描出軽度低下あり（大腿近位までリンパ管駆出能が保たれている）
　late phase：大腿部または下腿部に DBF を認める
　　a：内側浅集合リンパ管が描出され，大腿または下腿に DBF を認める（axial pattern）
　　b：主に外側浅集合リンパ管または深部集合リンパ管が描出され，大腿または下腿に DBF を認める（collateral pattern）
　　c：内側および外側浅集合リンパ管が複数描出され，大腿および下腿に DBF を認める（enhanced pattern）

Type 3：
　early phase：大腿部集合リンパ管の描出が乏しく，主に下腿部集合リンパ管のみ描出される（大腿部のリンパ駆出能の低下あり）
　late phase：主に下腿から膝にかけて DBF を認める
　　a：内側集合リンパ管が描出され，主に下腿に DBF を認める（axial pattern）
　　b：主に外側浅集合リンパ管または深部集合リンパ管が描出され，主に下腿に DBF を認める（collateral pattern）
　　c：拡張した内側および外側浅集合リンパ管が複数描出され，下腿から膝にかけて DBF を認める（enhanced pattern）

Type 4：
　early phase：大腿部および下腿部において集合リンパ管の明らかな描出なし（大腿および下腿部のリンパ駆出能の低下あり）
　late phase：主に DBF として上行するもの

Type 5：
　early & late phase：RI の取り込みなし

リンパシンチグラフィ（LS）の重要性

　リンパ管機能の画像診断法としては，リンパシンチグラフィ（lymphoscintigraphy；LS）[7)〜9)]や MR lymphangiography[10)]，ICG 蛍光リンパ管造影法（indocyanine green fluorescence lymphography）[11)12)]，高周波超音波検査[13)]，光超音波イメージング（photoacoustic imaging；PAI）[14)]などが報告されている．LVA 時にリンパ管の正確な位置や性状を把握する上では ICG 蛍光造影法や超音波検査などは非常に有用であるが，リンパ動態の全体像を健側との比較含めて経時的に捉えることは困難である．LS は放射性同位元素（RI）で標識されたコロイドをトレーサーとして注入し，リンパ節やリンパ管を標的臓器としてリンパ駆出能を検査するもので，浮腫性疾患の鑑別に有用である．Nawaz ら[7)]は，lymphatic trunk，中でも medial bands が早期に描出されるものを normal pattern とし，集合リンパ管やリンパ節の描出遅延があり DBF を認める obstructed pattern，複数の medial bands の急速な上行と鼠径リンパ節数の増加およびサイズ増大を認める enhanced pattern，の 2 つを abnormal pattern としている．また静脈性疾患において prefascial lymph transport が亢進し，鼠径リンパ節への RI 取り込み率が亢進するなどの報告も散見されることから，複数の浅集合リンパ管の早期描出や鼠径リンパ節の描出亢進がみられる症例においては静脈圧亢進を合併している病態が推測される．このように LS は残存リンパ機能のみならず，LVA を施行する際に新たなリンパ

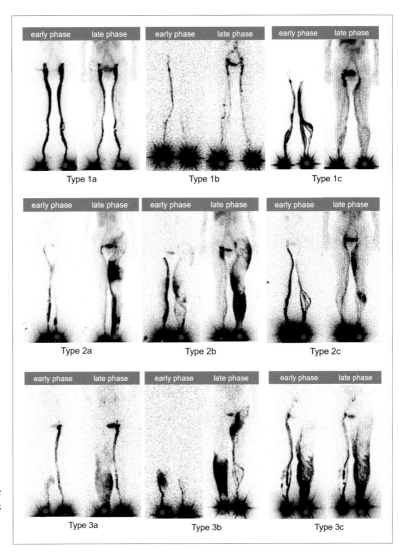

図 1.
two-phase LS による各 Type
（＋subtype）における代表症例（赤
丸は患肢）

還流路として利用する下肢静脈機能のスクリーニングの一翼を担っていると言っても過言ではない.

two-phase lymphoscintigraphy（LS）による Type 分類と LVA 治療成績

＜two-phase lymphoscintigraphy＞

仰臥位で両側第 1, 2 趾間と第 3, 4 趾間の皮内に^{99m}Tc HSA を局注し，early phase（5 min, 10 min）では集合リンパ管のリンパ駆出能を，late phase（60 min, 90 min）では弁不全に伴う dermal backflow（DBF）の有無を評価し，それぞれ組み合わせて Type 1～5 に分類した．また，Type 1～3 については subtype として a：内側浅集合リンパ管優位（axial pattern），b：外側浅集合リンパ管または深部集合リンパ管などの側副路優位（collat-eral pattern），c：内側・外側浅集合リンパ管含めた複数のリンパ管描出（enhanced pattern），の 3 パターンに分類した．Type 1 は early phase で鼠径リンパ節または大腿近位集合リンパ管まで RI が上行し，late phase で集合リンパ管内のうっ滞があるものの明らかな DBF を認めないもの，Type 2 はリンパ管内のうっ滞により，集合リンパ管の弁不全をきたした結果として DBF を認めるものとした．Type 3 は大腿部の集合リンパ管の駆出能が低下し，下腿に DBF を認めるもの，Type 4 は大腿部から下腿部にかけて集合リンパ管の駆出能が低下し，DBF のみで上行するもの，Type 5 はリンパ管へのリンパ取り込み障害を認めるものとした（表 1, 図 1）.

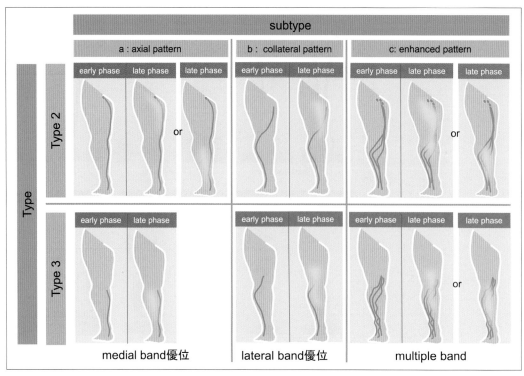

図 2. Type 2 および Type 3 における subtype のシェーマ
subtype a：axial pattern，b：collateral pattern，c：enhanced pattern

1）対象と方法

集合リンパ管の駆出能が保たれている Type 2 および Type 3 を LVA の適応として（図 2），36 肢において計 134 か所の LVA（1 肢あたり平均 3.7 か所）を施行した．吻合は全て側端吻合で施行した．術後 6 か月以降において，ICG 蛍光造影による吻合部開存評価と two-phase LS による再評価を行い，関連性について Type 間，および subtype 間で検討を行った．

2）結 果

吻合部開存評価は，吻合部を超えて静脈が明らかに描出されるものを開存とし，linear pattern は描出されるものの静脈への流入が確認できないもの，吻合部で集合リンパ管が途絶するもの，深度により吻合部評価自体が確認できないものは全て非開存とした．また LS による術後評価については，Campisi らの診断基準[1]を参考にして，late phase における DBF が術前と比較して減弱または消失したものを LS 改善と定義した（図 3）．術前平均吻合部開存率は 30.6% で，吻合部開存率の比較では Type 6 群間での有意差を認めなかった

（$P = 0.111$，Kruskal-Wallis test）（表 2）ものの，LS 改善率の比較では有意差を認めた（$P = 0.005$，Fisher's exact test）．そこで，事後比較（Post hoc comparisons）として対比較を行った結果，Type 3c に比べて Type 2a の方が有意に高いことがわかった（$P = 0.045$）（図 4）．さらに，subtype 間の比較では，開存率に有意差はなかったものの（$P = 0.056$），LS 改善率については有意差を認め，subtype c に比べて subtype a の LS 改善率が有意に高い結果となった（$P < 0.001$）（図 5）．また，ICG 蛍光造影で 1 肢あたり 1 つ以上の開存を認める症例を ICG 開存群とし，LS 改善群との相関を調べたところ，ICG 開存群と LS 改善群との間には相関があることがわかった（$P < 0.001$，Fisher's exact test）．以上より，浮腫を改善させるためには，1 つ以上の開存が必要であり，開存を維持するためには 1 肢あたり 4 か所以上の吻合が望ましいことがわかった．また，Type 2a や 3a のように主に medial bands が描出される axial pattern が LVA のよい適応である一方で，特に subtype c のように early phase においてリンパ流量が多く，

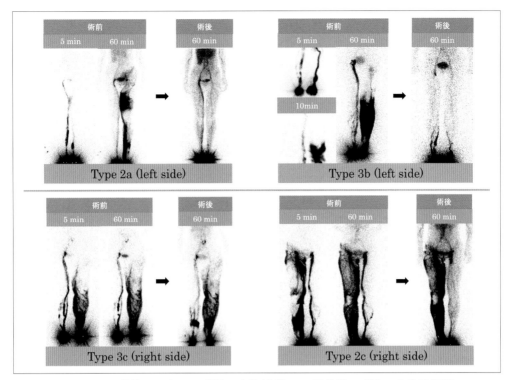

図 3. LVA 前後における LS 所見の変化（上段：LS 改善群，下段：LS 非開存群）
LS 開存群では術後に late phase において DBF が減弱または消失し，非開存群では DBF の範囲が不変または増強している.

表 2.
LS Type 別の吻合数と ICG 蛍光造影法による術後開存率の比較（6 群間比較）
検定には Kruskal-Wallis test（two-tailed）を適用

LS Type	患者数	平均年齢（歳）（範囲）	平均吻合数	平均開存数	開存率（%）	p-value
2a	9	56.8（39〜80）	4.2	1.9	44.7	
2b	7	59.3（41〜78）	3.4	0.7	20.8	
2c	5	70（64〜79）	4.2	1.0	23.8	0.111
3a	6	61.3（54〜65）	3.8	1.2	30.4	
3b	4	64.3（62〜66）	3.5	1.0	28.6	
3c	5	68.8（59〜79）	2.8	0.6	21.4	
計	36	62.4（39〜80）	3.7	1.1	30.6	

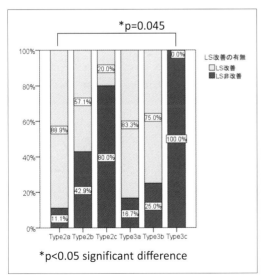

図 4. LS Type 別の LS 改善率の比較（Post hoc comparisons）
検定には Fisher's exact test（two-tailed）を適用

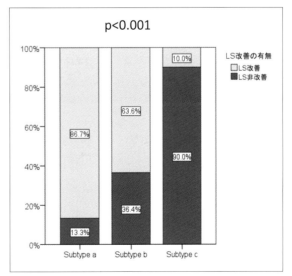

図 5. Subtype 別の LS 改善率の比較
検定には Fisher's exact test（two-tailed）を適用

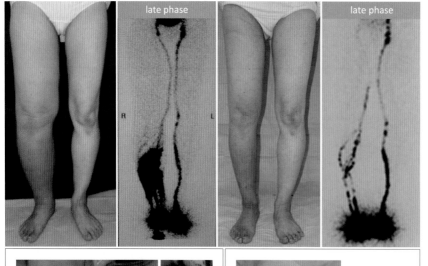

a	b	c	d
e		f	

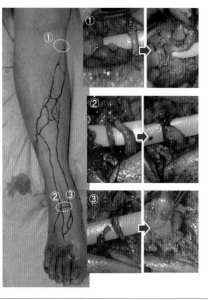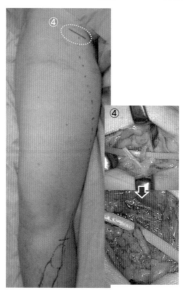

図 6.
症例 1：63 歳，女性．子宮癌術後
右下肢続発性リンパ浮腫
　　a：術前の状態
　　b：術 前 two-phase LS（late phase）Type 2a
　　c：術後 8 か月時の状態
　　d：術後 8 か月時，two-phase LS（late phase）．術前に認めていた DBF が消失している．
　　e：下腿・足背吻合部．計 3 か所においてリンパ管静脈側端吻合術を施行した．
　　f：大腿吻合部．1 か所においてリンパ管静脈側端吻合術（LVSEA）を施行した．

リンパ管自体が拡張，蛇行しているタイプでは，しばしば静脈圧亢進を伴っていることから，リンパ産生過多による集合リンパ管への overload が徐々に平滑筋機能を低下させて弁不全をきたすとともに，運動時静脈圧が集合リンパ管の駆出能より常に上回ることで LVA によるドレナージ効果が乏しくなることが予想される．さらに，このような病態下での吻合部閉塞によるリンパ管損傷はさらに浮腫を悪化させる懸念がある．

3）代表症例

63 歳，女性．右下肢続発性リンパ浮腫

子宮体がん術後の右下肢続発性リンパ浮腫症例（図 6）．術前の two-phase LS では下腿に DBF を認めるものの，大腿近位部までリンパ管駆出能が保たれており Type 2a に分類した．ICG 蛍光造影法によるリンパ管マッピング後にパテントブルー皮内注を併用して足背，下腿内側，鼠径部において機能的集合リンパ管を同定し，計 4 か所のリンパ管静脈側端吻合術（LVSEA）を施行した．術直後の patency は全ての吻合部において良好であった．術後 6 か月目に施行した ICG 蛍光造影法による吻合部評価では下腿および大腿部において開存が確認されたが，鼠径部および足背部では開存が確認できなかった．術後 8 か月目に施行した two-phase LS（late phase）では下腿の DBF の消失を認めた．

静脈機能評価を加味した LVA の実際

　組織恒常性を保つため，ともにドレナージ機能を果たしているリンパ管機能と静脈機能は互いに影響を及ぼし合っていることが知られている[15)16)]．静脈性リンパ浮腫，すなわち phlebolymphedema は，リンパ系の輸送機能低下に加えて，静脈圧亢進およびそれに伴う毛細血管透過性亢進を合併した混合性不全と定義されている．従来のスターリングの法則によると，血管内外の水分の流れの方向は，本来静水圧と膠質浸透圧などによって決定され，静水圧の高い動脈側では間質への漏出が起こり，静水圧の低い静脈側では血管内への再吸収が起こるとされていた．しかし，2010 年に提唱された改訂スターリングの法則[17)]によると，陰性荷電しているグリコカリックスという構造物が血管内皮表面を覆うことで血管内から血管外へ向かう漏出圧力を抑制し，血管の密閉性を保つ[18)]とともに，常に血管内から血管外への外向きのスターリングプレッシャーが働くことにより，間質内へ漏出した水分は血管内へ戻らず，すべてリンパ管により回収されるとしている．下肢静脈圧亢進や微小動静脈瘻（micro AVF）など血管内の血流増加などの血行動態の変化により，変容した shear stress が血管内皮細胞にかかった結果グリコカリックスが破壊されると，外向きのスターリングプレッシャーにより血管透過性の亢進や蛋白漏出が起こり，間質の浮腫や炎症が惹起され，それが結果として静脈に器質的な変化をもたらし，さらなる静脈圧亢進をきたす悪循環が形成される[19)]．さらには shear stress により静脈の弁尖に対する炎症が惹起され，弁尖の破壊によって著明な拡張がなくても血液の逆流をきたすことが指摘されている[20)]．静脈圧亢進による一方的なリンパ産生は予備能が低下したリンパ管へ更なる負荷をかけ，リンパ浮腫を悪化させる病態が推測される．Type 3c のような下肢リンパ浮腫進行例においては静脈システムの不可逆的な障害すなわち下肢静脈圧亢進を伴っていることがあるため，

LVA 単独では奏効しないことが多い．したがって，リンパ還流障害を治療する上では，リンパ管機能だけでなく各種静脈機能検査による静脈評価を適切に行った上で，静脈機能の明らかな低下を認める場合には，LVA のみに固執せず，静脈（血管）に対する治療を併用していくことが望ましい．

　我々は，リンパ系の輸送機能低下に対しては LVA による還流路の再建を行い，静脈圧亢進に伴う病態に対しては静脈（血管）治療を行うことでリンパ管への overload を軽減するだけでなく，運動時静脈圧を下げることで LVA によるドレナージ効果を高めていくようにしている[21)]．

1．超音波検査による静脈評価および治療
1）表在静脈弁不全の検査および治療

　立位にてパルスドップラ法を用いながら，表在静脈（GSV および SSV）の SFJ（sapheno-femoral junction）と SPF（sapheno-popliteal junction）における逆流の有無についてスクリーニングする．ミルキング負荷で逆流時間が 0.5 秒以上を "逆流あり" と診断する．明らかな逆流を認める場合には LVA に先行して現在の標準的治療の 1 つである血管内レーザー焼灼術（endovenous laser ablation：EVLA）を施行する．

2）不全穿通静脈（incompetent perforating vein；IPV）の検査および治療

　安静臥位にて大伏在静脈に沿って穿通する Dodd，Boyd，paratibial perforating vein，下腿の後方弓状枝に沿って穿通する Cockett perforating vein の逆流，乱流の有無について精査する．カラードプラ法にて明らかに深部から表在へ逆流するものは IPV として診断は容易であるが，モザイク状の乱流を呈していたり，パルスドップラ法で拍動性の波形を認め，FVol（flow volume：ml/min）が 20 ml/min を超える場合には，実際には逆流をきたしていることがしばしばある（ミルキング法のみでは正確な逆流の判断が困難なことが多い）ため，試験的皮膚切開下にマイクロ鑷子を用いて逆流の有無を実際に精査するとよい．不全穿通枝を同定したら，表在静脈を温存しつつなるべ

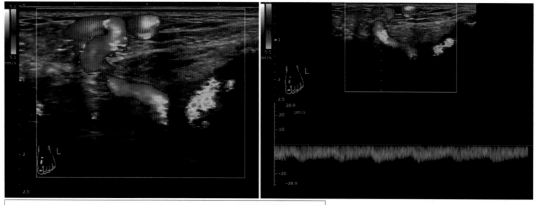

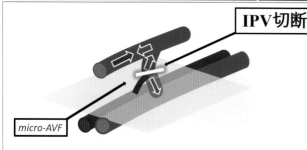

図 7.
第一中足骨間の穿通枝における微小動静脈瘻
（micro-AVF）に伴う IPV のエコー所見
a：カラードプラ法でモザイク状の乱流を認める.
b：パルスドップラ法で拍動性の波形を認める.
c：不全穿通静脈（IPV）を深筋膜直上で結紮・切断する.

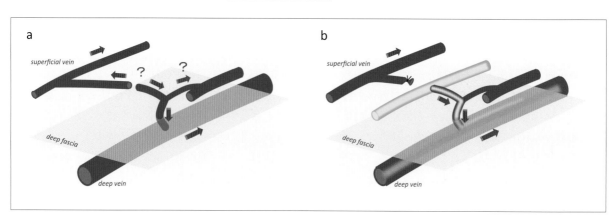

図 8. US による吻合静脈の選択
a：US なしでは静脈の方向性がわからない場合がある.
b：US を用いることで静脈還流の方向性をより正確に評価できる. カラードプラ法を用いなくても太くて深部に向かう分枝を選択すれば間違いない.

く深筋膜に近い深部寄りで結紮後切断する（図7）. 経験的に IPV が多い部位としては, 下腿遠位内側（Cockett perforating vein）や内果下, venous foot pump の suction pole である足背遠位内側（first metatarsal perforating vein）[22]が挙げられる.

3）LVA に適切な吻合静脈の選択

吻合静脈の選択はリンパ管同定と同じくらい重要である. 第一選択としては, 解剖学的に方向性を有する皮静脈を選択する. これらの静脈は深部の太い主幹静脈に向かって弁の方向性が一定しており, 静脈還流が高いのと同時に長く採取できるのも利点であり（図8）, また分枝を利用することで複数のリンパ管と吻合することが可能である. 鼠径部および大腿近位内側では SFJ 近傍に流入する副伏在静脈（accessary saphenous vein）または SCIV の分枝, 大腿前面および外側では anterior & lateral femoral cutaneous vein の分枝, 大腿遠

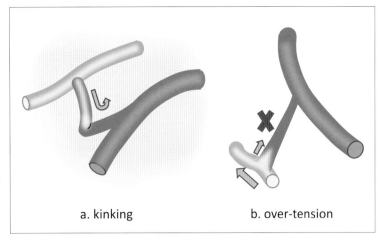

図 9.
吻合静脈のセッティングにおける注意点
　a：Kinking. 静脈に余裕がありすぎる
　　と閉創の際に静脈が屈曲したり捻じれ
　　てドレナージ不良となる.
　b：Over-tension. 静脈に過緊張がか
　　かったり，リンパ管開窓部が静脈口径
　　に比して大きすぎるとドレナージ不良
　　となる.

a. kinking　　　　　　　b. over-tension

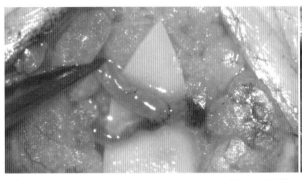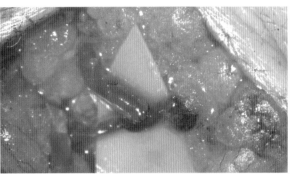

a｜b

図 10. 近位リンパ管の結紮
　　ミルキングでも静脈への run off が不良な場合(a)，リンパ管の近位をクラン
　　プして静脈へのスムーズな流入が確認できた場合(b)は，近位リンパ管を11-
　　0ナイロンで結紮する.

位では GSV の分枝，下腿内側および前面では anterior arch vein または大伏在静脈(greater saphenous vein：GSV)の分枝が有用である．下腿外側や膝外側については方向性を有する皮静脈が乏しいことが多いため，網状に走行する皮静脈や穿通動脈の伴走静脈を吻合静脈として選択する．吻合に用いる静脈の外径として，リンパ管径が 0.3 mm 以下の場合は 0.5〜0.7 mm，0.4〜0.5 mm の場合は 0.7〜1.0 mm，0.5 mm 以上の場合は 1.0〜1.5 mm のものを選択するようにしている．

2．LVA 吻合形式の基本的な考え方

　端々吻合の方が容易かつ効率的なドレナージが可能である一方，長期的な開存低下に伴う浮腫悪化の懸念からリンパ管への犠牲を最小限にするため側端吻合を基本とする．近位側からの逆行性リンパ流を回収できるのが側端吻合の利点の1つで

あるが，リンパ管と静脈の口径差が3〜4倍でも十分対応できることが最大の利点である．特にリンパ管径が小さい場合，順行性リンパ流を吻合静脈へ確実に流入させるため，リンパ管開窓部の遠位からリンパ管内に鑷子を挿入し管腔を十分拡張しておくことがポイントである．吻合部の捻じれや過緊張により静脈内への run off が不良となることがあるため(図9)，吻合に利用する静脈はなるべく長めに採取し，吻合時に適切な長さとなるよう適宜トリミングを行う．また，吻合後には patency test を行い run off を確認するとともに，閉創時の静脈配置などについても十分配慮することが重要である．以上の操作を行っても run off が不良であれば，吻合部より近位部のリンパ管を一旦クランプし，遠位ミルキングにて静脈内へ良好な run off が確認された場合には，近位リンパ管をマイクロ縫合糸で結紮処理する(図10)．結果的

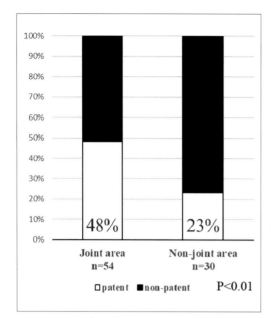

図 11.
関節領域と非関節領域における LVSEA の開存率
関節領域での LVA 開存率は非関節領域より有意に
高かった.
（文献 23 より引用）

には端々吻合形式となるが，リンパ管の近位および遠位断端が泣き別れ状態となる通常の端々吻合と比較して吻合部が閉塞した場合にも側副路ができやすいものと考えられる.また，以下の状況では端々吻合も選択肢として挙がる.

- 吻合予定部位より近位に集合リンパ管またはリンパ節が描出されず，DBF やリンパ漏として途絶しており，皮下または近位リンパ管へのリンパ流量を減らしたい時
- 集合リンパ管と静脈との深度に差があり，tension-free での側端吻合が不可能と予想される場合
- 同一術野に複数の集合リンパ管があり，リンパ管への犠牲が少ないと判断される場合

3. two-phase LS タイプ別の吻合部位の考え方

【Type 2】

大腿近位部までリンパ管機能が保たれているため，鼠径部，大腿部，膝周囲など DBF の近位を中心に LVA を行う.膝や足首など関節領域での開存率（48%）は関節領域以外（23%）と比較して有意に高いため，関節周囲を優先して LVA を行うとよい[23]（図 11）.Type 2a のなかで大腿部のみに DBF を認める症例では，足背および下腿部のリンパ管機能はしばしば正常で，リンパ管径も細く壁

も薄いため，吻合自体も難しいことから足背や下腿での不用意な吻合は控えるべきである.Type 2b では浅内側集合リンパ管が損傷されているため，主に下腿外側や大腿遠位外側などを迂回するリンパ管との吻合となるが，この領域では方向性を有する表在静脈が疎となるため，術前 US においては皮膚直下の 0.5〜0.7 mm 径の細静脈を同定するよう心掛ける.また，特に Type 2c で下腿に DBF を認める症例の中は静脈機能低下を合併し，端々吻合を中心とした LVA により術後悪化する症例を経験しており（図 12），仮に複数吻合が可能であったとしても試験的 LVA に留め，奏効しない場合は血管治療など他の治療選択肢が可能か否かを検討する.

【Type 3】

大腿部のリンパ管機能は著明に低下しているため，膝から遠位での吻合を確実に行っていくことに努める.浅内側集合リンパ管が残存している Type 3a は下腿内側での開存率が高く治療成績もよいため，下腿内側→足関節周囲→下腿外側の順に吻合を行うとよい.ただし，Type 3b においてしばしば LVA を施行する下腿外側部はリンパ管壁が拡張してリンパ駆出能が低下しているのに加えて，静脈自体も方向性に乏しく弁が発達していないことが多いため，術後の開存率がやや低下す

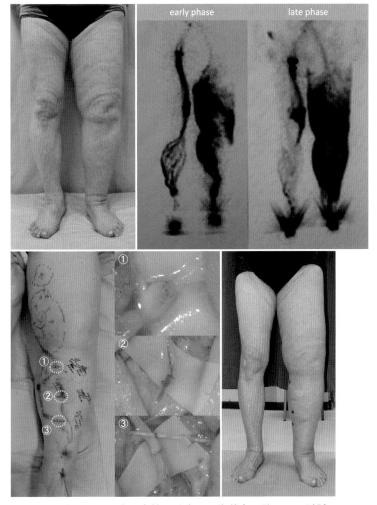

早期phase late phase

```
a | b
c | d
```

図 12. 症例 2：71 歳，女性．子宮がん術後左下肢リンパ浮腫

a：術前の状態

b：術前 two-phase LS（early & late phase）Type 2c. Early phase で速や
かに拡張した多数のリンパ管が描出され，late phase で大腿および下腿に
かけて広範囲に DBF を認める．

c：術前 ICG 蛍光造影によるマッピングと皮膚切開部（下腿 3 か所）．すべ
て端々吻合．リンパ管は 0.7〜1.0 mm と太く，静脈壁と同様に白色線維
化しているのがわかる．

d：術後 6 か月時の状態．術前より浮腫が悪化している．

ることを念頭に置きながら，Type 3b 以外は補助
的な吻合に留める．Type 3c はリンパ管自体
0.7〜1.0 mm 程度に著明に拡張，蛇行しており，
見かけ上のリンパ流量も多いため吻合は容易であ
るが，しばしば静脈壁の白色線維化，弁不全によ
る静脈圧亢進を伴うことにより，静脈血の逆流の
ため中長期的には LVA が奏効しないことが多い．
また，静脈壁の透過性が亢進し血管外へのリンパ

漏出による間質内圧亢進により駆出能の低下した
リンパ管が collapse をきたすことが予想されるた
め，LVA 以上に圧迫療法を含めた保存的治療の継
続がきわめて重要である．

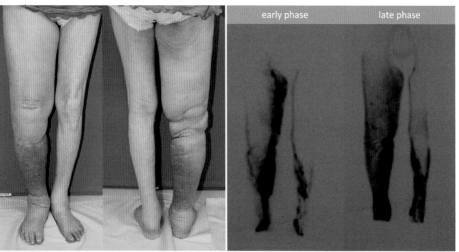
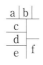
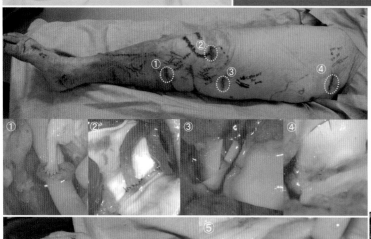
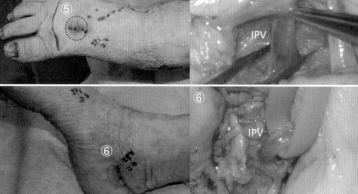
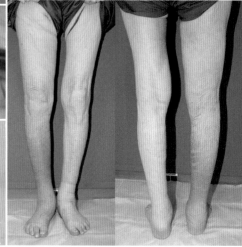

図 13. 症例 3：85 歳，女性．子宮体がん術後右下肢リンパ浮腫

a：術前の状態．右下腿は全体的に紅潮し，リンパ漏を認める．

b：術前 two-phase LS（early & late phase）Type 2c．early phase にて複数の集合リンパ管が鼠径部まで上行し，late phase にて DBF を広範囲に認める．

c：大腿近位内側：LVEEA×1，大腿遠位内側：LVSEA×1，LVEEA×1，下腿近位内側：LVSEA×1 を施行した．大腿遠位にはリンパ流の保たれた径 0.5～0.6 mm のリンパ管が複数あり，吻合後の run off は良好であった．下腿部集合リンパ管はリンパ流も比較的良好であったが，0.8 mm と拡張・蛇行し，吻合静脈が白色硬化しているためか run off は poor であった．

d：足背部における IPV 切断．足背遠位内側の first metatarsal perforating vein が径 2 mm と拡張し，著明に逆流（足底→足背）していたため，結紮後切断した．

e：内果下の IPV に対しても同様にして結紮後切断した．

f：術後 6 か月時の状態．全体的に著明に浮腫が軽減し，CCL2 の弾性着衣で十分浮腫がコントール可能となった．

4．代表症例

85歳，女性　右下肢続発性リンパ浮腫

　子宮体がん術後の右下肢続発性リンパ浮腫症例（図13）．右下腿は全体的に紅潮し，リンパ漏を認めた．術前の two-phase LS では early phase にて複数の浅内側および外側集合リンパ管が大腿近位部まで速やかに上行し，late phase にて大腿および下腿に DBF を広範に認めていることから Type 2c に分類した．大腿近位内側，大腿遠位内側，下腿近位内側においてそれぞれ LVA を施行した．大腿遠位部は同一術野にリンパ駆出能が良好に保たれた径 0.5～0.6 mm の集合リンパ管を複数本認めたため，1本は LVSEA とし，もう1本はLVEEA とした．吻合後の静脈血逆流もなく run off は良好であった．下腿部集合リンパ管は見かけ上リンパ流は良好であったが，径 0.8 mm と拡張，蛇行し，近傍の皮静脈も白色硬化しており，吻合後の run off は poor であった．下肢 US では足背遠位内側において first metatarsal perforating vein および内果下の perforating vein がミルキング負荷で著明な逆流をきたし，下肢静脈圧亢進の一因と考えられたため，小切開下にて結紮後切断した．術直後より下肢全長にわたって浮腫が軽減し，術後6か月目には CCL2 の弾性着衣で浮腫が十分コントールできる状態となった．

おわりに

　下肢リンパ浮腫に対する LVA は決して万能ではなく，症例によっては奏効しない場合があることを肝に銘じておく必要がある．治療を行う上では，リンパ管機能のみならずリンパ産生に影響を与え得る静脈機能について各種画像検査を用いながら俯瞰的に評価を行い，静脈機能の明らかな低下を認める場合には，LVA のみに固執せず，静脈（血管）に対する補助的治療を併用していくことが望ましい．

参考文献

1) Campisi, C., et al.：Long-term results after lymphatic-venous anastomoses for the treatment of obstructive lymphedema. Microsurgery. **21**(4)：135-139, 2001.

2) Maegawa, J., et al.：Net effect of lymphaticovenous anastomosis on volume reduction of peripheral lymphoedema after complex decongestive physiotherapy. Eur J Vasc Endovasc Surg. **43**(5)：602-608, 2012.

3) Maegawa, J., et al.：Outcomes of lymphaticovenous side-to-end anastomosis in peripheral lymphedema. J Vasc Surg. **55**(3)：753-760, 2012.

4) Mihara, M., et al.：Lymphaticovenular anastomosis to prevent cellulitis associated with lymphedema. Br J Surg. **101**(11)：1391-1396, 2014.

5) Puckett, C. L., et al.：Evaluation of lymphovenous anastomoses in obstructive lymphedema. Plast Reconstr Surg. **66**(1)：116-120, 1980.

6) Gloviczki, P., et al.：The natural history of microsurgical lymphovenous anastomoses：an experimental study. J Vasc Surg. **4**(2)：148-156, 1986.

7) Nawaz, K., et al.：Dynamic lymph flow imaging in lymphedema：normal and abnormal patterns. Clin Nucl Med. **11**(9)：653-658, 1986.

8) Weissleder, H., et al.：Lymphedema：evaluation of qualitative and quantitative lymphscintigraphy in 238 patients. Radiology. **167**(3)：729-735, 1988.

9) Maegawa, J., et al.：Types of lymphoscintigraphy and indications for lymphaticovenous anastomosis. Microsurgery. **30**(6)：437-442, 2010.

10) Lohrmann, C., et al.：Magnetic resonance imaging of lymphatic vessels without image subtraction：a practicable imaging method for routine clinical practice? J Comput Assist Tomogr. **31**(2)：302-308, 2007.

11) Unno, N., et al.：Preliminary experience with a novel fluorescence lymphography using indocyanine green in patients with secondary lymphedema. J Vasc Surg. **45**(5)：1016-1021, 2007.

12) Narushima, M., et al.：Indocyanine green lymphography findings in limb lymphedema. J Reconstr Microsurg. **32**(1)：72-79, 2016.

13) Hayashi, A., et al.：Ultra high-frequency ultrasonographic imaging with 70 MHz scanner for visualization of the lymphatic vessels. Plast

Reconstr Surg Glob Open. **7**(1)：e2086, 2019.

14）Kajita, H., et al.：High-resolution imaging of lymphatic vessels with photoacoustic lymphangiography. Radiology. **292**(1)：3, 2019.

15）Franzeck, U. K., et al.：Microangiopathy of cutaneous blood and lymphatic capillaries in chronic venous insufficiency(CVI). Yale J Biol Med. **66**(1)：37-46, 1993.

16）田中宏樹ほか：リンパ還流不全による静脈壁ならびに静脈周囲組織変性についての実験的検討．リンパ学．**26**(3)：227-235，2015.

17）Levick, J. R., et al.：Microvascular fluid exchange and the revised Starling principle. Cardiovasc Res. **87**(2)：198-210, 2010.

18）Oshima, K., et al.：More than a biomarker：the systemic consequences of heparan sulfate fragments released during endothelial surface layer degradation. Pulmonary Circulation. **8**(1)：1-10, 2017.

19）Raffetto, J. D., et al.：Why venous leg ulcers have difficulty healing：overview on pathophysiology, clinical consequences, and treatment. J Clin Med. **10**(1)：29, 2020.

20）Takase, S., et al.：Hypertension-induced venous valve remodeling. J Vasc Surg. **39**(6)：1329-1334, 2004.

21）Sakuma, H., et al.：A novel surgical approach for refractory secondary lymphedema of the lower extremity accompanying micro-arteriovenous fistula. Ann Vasc Surg. **65**：284.e13-284.e18, 2020.

22）Uhl, J. F., et al.：Anatomy of the foot venous pump：physiology and influence on chronic venous disease. Phlebology. **27**：219-230, 2012.

23）Suzuki, Y., et al.：Comparison of patency rates of lymphaticovenous anastomoses at different sites for lower extremity lymphedema. J Vasc Surg Venous Lymphat Disord. **7**(2)：222-227, 2019.

PEPARS No.188：43-51，2022

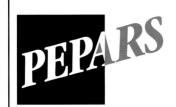

◆特集／患者に寄り添うリンパ浮腫診療―診断と治療―

侵襲が少ないリンパ機能再建
リンパ節移植術，リンパ移植術

山下修二*1　　岡崎　睦*2

Key Words：リンパ浮腫(lymphedema)，血管柄付きリンパ節移植術(vascularized lymph node transfer)，マイクロサージャリー(microsurgery)

Abstract　　Groin flap や大網などは，有茎皮弁としてリンパ浮腫の治療に応用されてきた．マイクロサージャリーの導入により，現在では遊離皮弁として様々な血管柄付きリンパ節移植術(VLNT)が報告されているが，どの皮弁をどこに移植するのが最も効果が見込まれるかという問いに対するエビデンスはまだなく，一定のコンセンサスが得られているわけではない．本稿では，我々の経験も踏まえながらVLNT の種類，特性，そして，その移植方法の実際について詳述する．

はじめに

　血管柄付きリンパ節移植術(vascularized lymph node transfer；VLNT)は，リンパ液の循環を再建するリンパ浮腫に対する外科治療法の1つである．古くは有茎皮弁として，Clodius やGoldsmith がリンパ浮腫に対するリンパ節移植術を報告している[1)2)]．その後，Becker が遊離皮弁としてVLNT を報告して以降，鼠径部を含む外側胸部，オトガイ部，鎖骨上部，大網など様々なリンパ節の採取部がVLNT として報告されてきた[3)~7)]．その中でも鼠径部が最も一般的であるが，リンパ節採取後に続発する医原性のリンパ浮腫を

発症することがあるなど，見過ごすことのできない合併症もあるため，VLNT の適応については慎重に行わなければならない．
　本稿では，VLNT の作用機序，適応，移植部位などについて，まだコンセンサスが得られていない部分も多いが，我々の経験も踏まえ概説する．

VLNT の適応

　かつては，アジア圏ではLVA を中心に行い，欧米ではVLNT が先行して行われる傾向があり，それにはLVA の技術的煩雑さが背景にあるものと推察されていたが，現在その垣根はほとんどなくなっているように思われる．一般的には，機能的なリンパ管が残っている場合は，まずLVA を行い病状の改善の程度を評価する．そして，Cheng's Lymphedema GradeⅡやICGリンパ管造影でリンパ管が消失している症例においては，VLNT を行うことが推奨されている[8)]．さらに重症例においては，組織減量術である debulking

*1 Shuji YAMASHITA，〒701-0192　倉敷市松島577　川崎医科大学医学部臨床医学形成外科学，教授
*2 Mutsumi OKAZAKI，〒113-8655　東京都文京区本郷 7-3-1　東京大学大学院医学系研究科形成外科学分野，教授

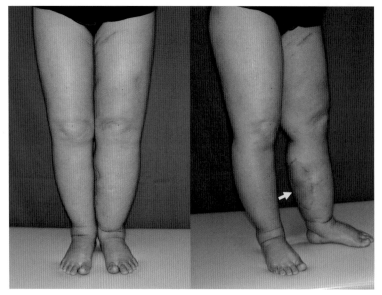

図 1.
下肢リンパ浮腫に対する VLNT 後の状態
下腿内側に皮弁が配置されており，正面視では皮弁がほとんど目立たない．

surgery を VLNT に併用もしくは追加することが望ましいとされている．一方，リンパの循環を再建するという観点から言えば，LVA と VLNT を 1 つのパッケージと考えてカクテル療法として行う方法もあり，ここで一定の見解を示すことは難しい[9]．

筆者は，LVA を行う意義は 2 つあると考えており，1 つ目は，機能的なリンパ管が存在すれば LVA 自体が治療に直結するということである．2 つ目は，術中にリンパ管を直視できるため，画像検査では得られないリンパ管の状態を把握でき次の治療戦略を立てることができるという点である．そのため，まず LVA を行い，病状を把握したうえで，必要に応じて VLNT を追加で行っている．

リンパ移植の移植部位

移植部位については，四肢の近位，遠位，中間位に分けられる．それぞれの部位に利点，欠点があるが，部位別に効果を比較した報告はほとんどなく[8]，移植部位の選択方法については明確なコンセンサスがあるわけではない．ただし，ICG リンパ管造影で腋窩や鼠径部といった所属リンパ節付近までリンパ管が描出されるようなリンパの運搬機能が残っている症例では中枢側への移植が推奨される．一方で，リンパの運搬機能が廃絶して

いれば末梢側への移植が推奨される．また，浮腫が大腿や下腿などに限局している症例では浮腫の強い部位に移植することが望ましい．一方，整容的には，非露出部に移植することが好ましいが，露出部位であっても皮島の配置を工夫することや，revision を行うことで整容性を高めることができる（図 1）．

VLNT によるリンパ浮腫改善の機序

リンパ節には，高内皮細胞を介してリンパ節内に流入したリンパ液が静脈血へ合流する仕組みがある．約 4 割のリンパ液がリンパ節を経由することで静脈血へ戻るとされている．VLNT の役割の 1 つが，吸収したリンパ液を血液循環に戻すことにある[10]．また，リンパ節を移植することで移植床との間とその周囲に新たなリンパ管新生が誘導されることも示唆されており，リンパ循環の改善に寄与している[11]~[13]．皮弁挙上後に皮弁内の静脈とリンパ管の間にシャントが形成されることも示唆されており，この現象もリンパ循環の改善に寄与している可能性が考えられている[14]．このように，VLNT を行うことでリンパ循環が改善する現時点でわかっている仕組みは，リンパ節内の LV シャントの存在，新たなリンパ管新生の誘導，皮弁内での新たな LV シャントの形成，が複合的に作用した結果であると思われる．

ドナーサイトの種類

1．鼠径部

Groin flap が最初にリンパ再建に使用されたのは，Clodius による有茎の groin flap である[1]．この報告では，下肢リンパ浮腫に対し健側の groin flap を患側へ移行してリンパの流れを誘導している．それ以前にも，Shesol が動物実験で報告している[15]．続いて，Becker が上肢リンパ浮腫に対しリンパ節を含んだ groin flap を遊離皮弁として腋窩に移植したのが最初の VLNT の報告である[3]．その後，手関節や肘を移植床とした VLNT が報告されている[16]．また，DIEP flap に groin flap を付加することで乳房再建と同時に VLNT を行う方法も報告されている[17][18]．一方，本皮弁の採取にあたってはドナーサイトに医原性のリンパ浮腫を発症することがあるので注意を要する[19][20]．

2．外側胸部

外側胸部をドナーとする皮弁は，外側胸動脈や胸背動脈を血管柄とし，lateral, central, posterior, anterior, apucal の5つの領域に分割される腋窩リンパ節のうち外側胸動脈に沿った anterior と胸背動脈に沿った posterior に属するリンパ節を含めて採取する皮弁である[4][21]．リンパ節採取部の合併症として，医原性のリンパ浮腫を発症することがあるため，reverse mapping 法を利用しその予防に努める必要がある[19]．

3．オトガイ部

オトガイ部をドナーとする皮弁は，submental artery を血管柄として，オトガイ下のレベル 1A と顎下部のレベル 1B のリンパ節を含めて採取できる皮弁である[5][22]．また，本皮弁の中のリンパ節の数は平均 3.0 ± 0.6 個であり，他の皮弁に比べて多くのリンパ節を含めることができる[23]．医原性のリンパ浮腫を発症する心配はないが，本皮弁は挙上時に，顔面神経の下顎縁枝を損傷して，顔面神経麻痺を発症する可能性があることに注意したい[24]．

4．鎖骨上部

鎖骨上部から採取する皮弁は，頸横動脈を血管柄とする皮弁であり，Chang らにより報告された[6]．鼠径部やオトガイ部から採取される皮弁に比べ，皮弁に含めることのできるリンパ節の数が少ないことや，鎖骨上神経を損傷する可能性があることが欠点である．また，左側から採取する場合は，胸管の損傷にも注意する必要がある．

5．大　網

大網移植は，古くは有茎皮弁としてリンパ浮腫に対し使用されたが，広く普及することはなかった[2]．その原因は，開腹による flap 採取が必要で侵襲が大きいことや，ヘルニアや腸管の虚血・感染など重症度の高い合併症が起こる可能性があるためと思われる．一般的な再建手術において，腹腔鏡を用いることで低侵襲に大網が採取できるようになったこともあり[25]，最近は，大網移植を遊離で行う血管柄付き大網移植の手技が確立され，長期成績も報告されるようになっている[7]．本皮弁では，胃大網動脈に分布するレベル 4ab と 4d のリンパ節を含めることができ，他の flap に比べ多くのリンパ節を含めることができることが利点である．

皮弁採取部の合併症

皮弁採取後に医原性のリンパ浮腫が発症することが知られている[26][27]．26 例中 6 例に医原性リンパ浮腫が発生したという報告もあり，頻度としては低くなく注意が必要である．四肢からのリンパ流が収束するリンパ節を含めないためにも解剖を熟知しておくことが肝要であるが，reverse mapping 法による，2 種類の標識材を使用しそれぞれ四肢と体幹のリンパ流が所属するリンパ節を識別する工夫も試みられているので参考にしてもらいたい[19][20]．

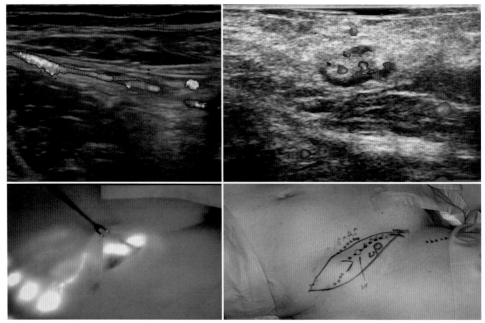

図 2-a〜d. 症例 1：鼠径部をドナーとする下肢リンパ浮腫への VLNT
　　　a：超音波エコーで SCIA の走行を確認する.
　　　b：超音波エコーでリンパ節の位置を確認する.
　　　c：ICG リンパ管造影でリンパ管をマッピングする.
　　　d：皮弁のデザイン

症例 1：48 歳, 女性. 子宮癌術後下肢リンパ浮腫（図 2）

鼠径リンパ節をドナーとする下肢リンパ浮腫に対する VLNT

浅腸骨回旋動脈と浅腸骨回旋静脈（以下, SCIA と SCIV）の走行とリンパ節の位置を超音波エコーでマーキングし, ICG リンパ管造影でマッピングしたリンパ管を含めるように皮弁をデザインする. この際, 皮弁に含めるリンパ節は SCIA に沿ったものを選択しなければならない. 不用意に下肢からのリンパ流を汲み取るリンパ節を採取すれば医原性の下肢リンパ浮腫を合併することになり注意が必要である. まず, 中枢側の皮膚切開から SCIA と SCIV を同定する. SCIA と SCIV は独立して走行しているが, SCIA の伴走静脈が発達し吻合に使用できる場合もある. その際, リンパ節より中枢側で輸出リンパ管も同定しておく. 輸出リンパ管が同定できたら, その近傍の静脈と LVA を皮弁挙上前に行っておく. 続いて, 皮弁の末梢側から筋膜上で剝離を進め, 途中 SCIA の深枝を含める場合は深筋膜を 1 cm 程度の幅で含め深枝とともに挙上していく. リンパ節と LVA 部位を含めるように血管柄を中枢側へと剝離を進め皮弁を切り離して挙上終了とする.

移植床は, 下腿の内側で正面視ではわかりにくく, 解剖学的にもリンパ管の経路になっている部位を選択する. この部位では, 腓腹筋内の腓腹動脈の分枝を移植床血管として使用できる. 腓腹動脈の分枝の同定については, 術前にマッピングした穿通枝を術中に筋膜上で同定し, 逆行性に腓腹筋内の剝離を進めていけば相応の分枝が同定できる. また穿通枝がない場合であっても術中に筋膜上から超音波エコーを用いることで容易に分枝の位置を把握することができる.

血管吻合は, SCIA の浅枝と深枝, SCIV と伴走静脈を用いれば multiple に血管吻合を行うことができる.

術後の状態（図 2-n, o）にて, 正面視では接線方向に皮弁が配置されるため目立たず, 解剖学的にもリンパ管の通り道に位置しているため, 整容的にも機能的にも下腿内側は移植床として有用である.

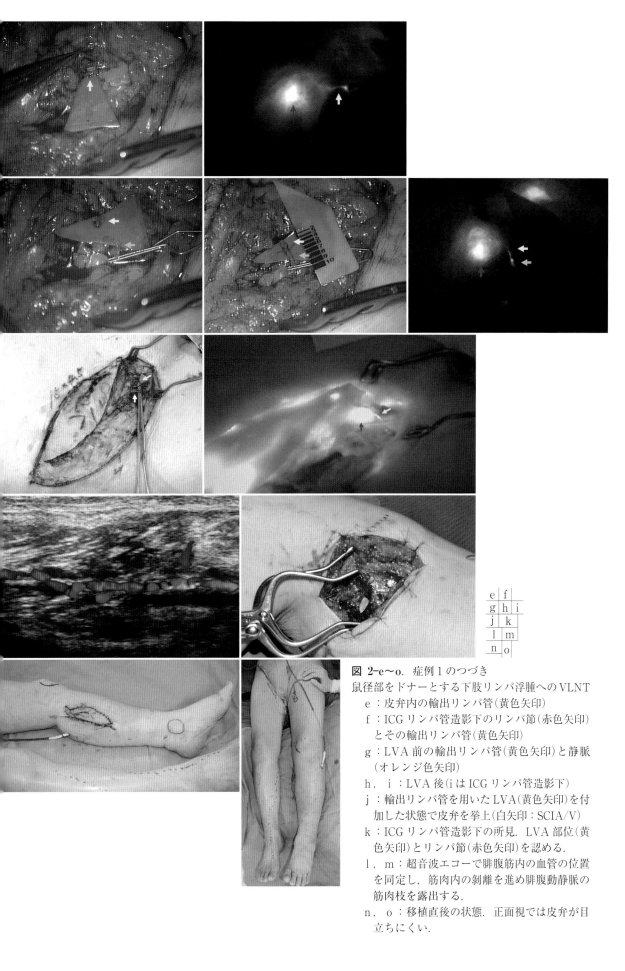

e	f
g	h	i
j	k
l	m
n	o

図 2-e～o. 症例 1 のつづき

鼠径部をドナーとする下肢リンパ浮腫への VLNT

　e：皮弁内の輸出リンパ管（黄色矢印）

　f：ICG リンパ管造影下のリンパ節（赤色矢印）
　　　とその輸出リンパ管（黄色矢印）

　g：LVA 前の輸出リンパ管（黄色矢印）と静脈
　　　（オレンジ色矢印）

　h，i：LVA 後（i は ICG リンパ管造影下）

　j：輸出リンパ管を用いた LVA（黄色矢印）を付
　　　加した状態で皮弁を挙上（白矢印：SCIA/V）

　k：ICG リンパ管造影下の所見．LVA 部位（黄
　　　色矢印）とリンパ節（赤色矢印）を認める．

　l，m：超音波エコーで腓腹筋内の血管の位置
　　　を同定し，筋肉内の剥離を進め腓腹動静脈の
　　　筋肉枝を露出する．

　n，o：移植直後の状態．正面視では皮弁が目
　　　立ちにくい．

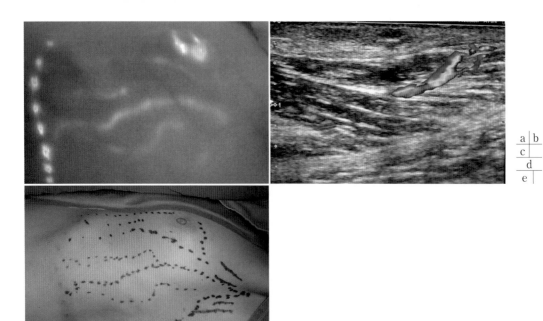

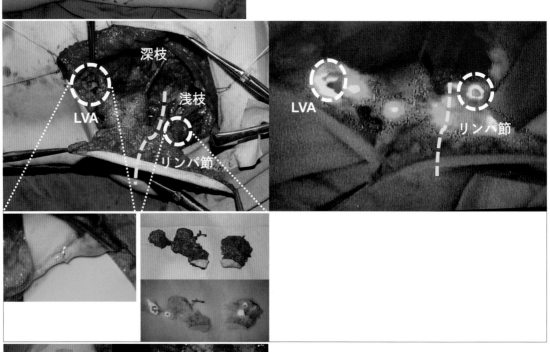

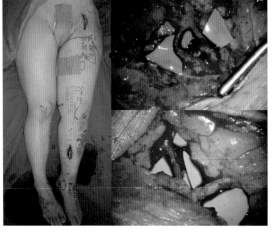

図 3.
症例 2
外側胸部をドナーとする下肢リンパ浮腫への VLNT
   a：外側胸部のリンパ管造影所見
   b：エコー超音波で外側胸動静脈を確認しておく．
   c：リンパ管と外側胸動静脈のマーキング
   d：皮弁挙上時．血管柄として外側胸動静脈の深
     枝と浅枝を同定した．深枝を血管柄とする皮弁
     では皮弁内で LVA を行った．浅枝を血管柄と
     する皮弁内には肉眼的にリンパ節を認めた．
   e：移植床血管は，それぞれ大腿部と下腿の穿通
     枝として移植を行った．

症例2：55歳，女性．子宮癌術後下肢リンパ浮腫（図3）

外側胸部をドナーとするVLNT

外側胸動脈（LTA）と外側胸静脈（LTV）の走行をエコーで確認し，ICGリンパ管造影でマッピングした外側胸部のリンパ管を含めるように皮弁をデザインする．リンパ節を肉眼的に確認できることは少ないが大胸筋外側縁から前鋸筋上の軟部組織を含めることで外側胸動静脈に沿う胸筋リンパ節を採取できる．外側胸動脈を血管柄にする方が挙上しやすいが皮弁の生着範囲は小さい．リンパ管を長く採取するような大きな皮弁が必要な場合は，胸背動静脈を血管柄とすることもある．リンパ節採取部に続発する医原性の上肢リンパ浮腫の発症を予防するためにも，reverse mapping法により上肢と体幹の所属リンパ節を識別する手技を利用する場合もある[19]．

本症例では，リンパ節を確認できた．また，皮弁内のリンパ管を使用しLVAを追加している．血管柄も，LTAの浅枝と深枝をそれぞれ血管柄として2分割してflapを挙上した．移植床は，大腿と下腿内側の穿通枝を移植床血管として移植した．術後の状態である．

症例3：52歳，女性．乳癌術後上肢リンパ浮腫（図4）

鼠径リンパ節をドナーとするVLNT

鼠径部のflapのデザインおよび採取は症例1と同じ手順で行う．腋窩を移植床とする場合は，乳癌の手術時の切開創を再利用する．また，移植床の皮下ポケットの作成においては，正常組織が確認できるところまで瘢痕組織を十分に切除することが重要である．この際，腋窩動静脈が露出するので注意する．ポケットが作成できたら，移植床血管として胸背動静脈を露出し，鼠径部から採取したflapを移植する．最後は，モニターとして皮島の一部を残して閉創する．

まとめ

VLNTは，リンパ浮腫に対し生理的なリンパ循環を回復することで浮腫軽減を期待する手術法である．治療効果については，種々の報告はあるものの一定のコンセンサスはなく，今後も長期経過における結果を十分に吟味する必要があり，VLNTの適応は慎重に決めるべきであると考えられる．

参考文献

1) Clodius, L., et al.：The lymphatics of the groin flap. Ann Plast Surg. **9**(6)：447-458, 1982.
2) Goldsmith, H. S.：Long term evaluation of omental transposition for chronic lymphedema. Ann Surg. **180**(6)：847-849, 1974.
3) Becker, C., et al.：Postmastectomy lymphedema：long-term results following microsurgical lymph node transplantation. Ann Surg. **243**(3)：313-315, 2006.
4) Barreiro, G. C., et al.：Lymph fasciocutaneous lateral thoracic artery flap：anatomical study and clinical use. J Reconstr Microsurg. **30**(6)：389-396, 2014.
5) Cheng, M. H., et al.：A novel approach to the treatment of lower extremity lymphedema by transferring a vascularized submental lymph node flap to the ankle. Gynecol Oncol. **126**(1)：93-98, 2012.
6) Althubaiti, G. A., et al.：Vascularized supraclavicular lymph node transfer for lower extremity lymphedema treatment. Plast Reconstr Surg. **131**(1)：133e-135e, 2013.
7) Nguyen, A. T., et al.：Long-term outcomes of the minimally invasive free vascularized omental lymphatic flap for the treatment of lymphedema. J Surg Oncol. **115**(1)：84-89, 2017.
8) Pappalardo, M., et al.：Vascularized lymph node transfer for treatment of extremity lymphedema：An overview of current controversies regarding donor sites, recipient sites and outcomes. J Surg Oncol. **117**(7)：1420-1431, 2018.
9) Chang, D. W.：Combined Approach to Surgical Treatment of Lymphedema. Lymphat Res Biol. **19**(1)：23-24, 2021.

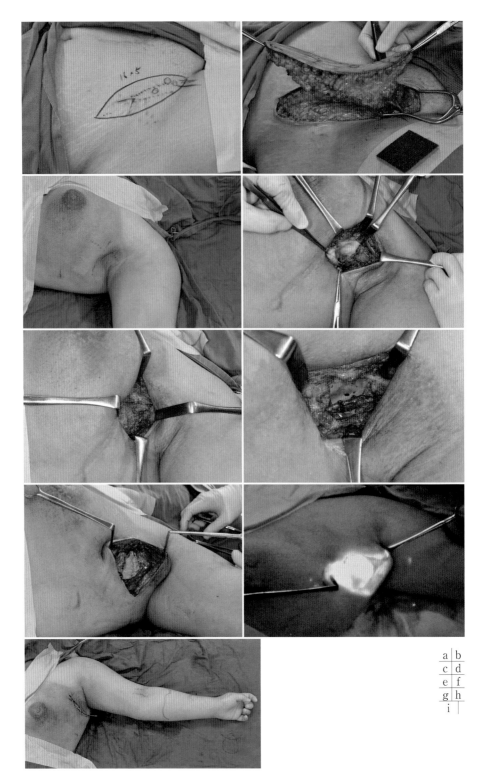

図 4. 症例 3：上肢リンパ浮腫の腋窩への VLNT

a：鼠径リンパ節を含む皮弁のデザイン

b：SCIA と SCIV を血管柄とする皮弁を挙上

c：腋窩の乳癌手術時の瘢痕を再利用する.

d：腋窩ではリンパ節郭清時の瘢痕を認める.

e：瘢痕を十分に切除する.

f：移植床血管の胸背動静脈を露出する.

g：血管吻合終了後，皮弁を皮下ポケットにセッティングした状態

h：ICG 蛍光造影法で観察した状態

i：手術終了時．皮島をモニターとして残す.

10) Cheng, M. H., et al.：The mechanism of vascularized lymph node transfer for lymphedema：natural lymphaticovenous drainage. Plast Reconstr Surg. **133**(2)：192e-198e, 2014.

11) Becker, C., et al.：Microlymphatic surgery for the treatment of iatrogenic lymphedema. Clin Plast Surg. **39**(4)：385-398, 2012.

12) Becker, C., et al.：Surgical treatment of congenital lymphedema. Clin Plast Surg. **39**(4)：377-384, 2012.

13) Yan, A., et al.：Adipose-derived stem cells promote lymphangiogenesis in response to VEGF-C stimulation or TGF-β_1 inhibition. Future Oncol. **7**(12)：1457-1473, 2011.

14) Miranda Garcés, M., et al.：Intratissue lymphovenous communications in the mechanism of action of vascularized lymph node transfer. J Surg Oncol. **115**(1)：27-31, 2017.

15) Shesol, B. F., et al.：Successful lymph node transplantation in rats, with restoration of lymphatic function. Plast Reconstr Surg. **63**(6)：817-823, 1979.

16) Cheng, M. H., et al.：Vascularized groin lymph node flap transfer for postmastectomy upper limb lymphedema：flap anatomy, recipient sites, and outcomes. Plast Reconstr Surg. **131**(6)：1286-1298, 2013.

17) Saaristo, A. M., et al.：Microvascular breast reconstruction and lymph node transfer for postmastectomy lymphedema patients. Ann Surg. **255**(3)：468-473, 2012.

18) Dancey, A., et al.：A chimeric vascularised groin lymph node flap and DIEP flap for the management of lymphoedema secondary to breast cancer. J Plast Reconstr Aesthet Surg. **66**(5)：735-737, 2013.

19) Dayan, J. H., et al.：Reverse lymphatic mapping：a new technique for maximizing safety in vascularized lymph node transfer. Plast Reconstr Surg. **135**(1)：277-285, 2015.

20) Dayan, J. H., et al.：The use of magnetic resonance angiography in vascularized groin lymph node transfer：an anatomic study. J Reconstr Microsurg. **30**(1)：41-45, 2014.

21) Tinhofer, I. E., et al.：The surgical anatomy of the vascularized lateral thoracic artery lymph node flap—a cadaver study. J Surg Oncol. **116**(8)：1062-1068, 2017.

22) Patel, K. M., et al.：Preplanning vascularized lymph node transfer with duplex ultrasonography：an evaluation of 3 donor sites. Plast Reconstr Surg Glob Open. **2**(8)：e193, 2014.

23) Tzou, C. H., et al.：Surgical anatomy of the vascularized submental lymph node flap：anatomic study of correlation of submental artery perforators and quantity of submental lymph node. J Surg Oncol. **115**(1)：54-59, 2017.

24) Poccia, I., et al.：Platysma-sparing vascularized submental lymph node flap transfer for extremity lymphedema. J Surg Oncol. **115**(1)：48-53, 2017.

25) Saltz, R., et al.：Laparoscopically harvested omental free flap to cover a large soft tissue defect. Ann Surg. **217**(5)：542-546；discussion 546-547, 1993.

26) Viitanen, T. P., et al.：Donor-site lymphatic function after microvascular lymph node transfer. Plast Reconstr Surg. **130**(6)：1246-1253, 2012.

27) Vignes, S., et al.：Complications of autologous lymph-node transplantation for limb lymphoedema. Eur J Vasc Endovasc Surg. **45**(5)：516-520, 2013.

好評

カラーアトラス
爪の診療 実践ガイド
改訂第2版

カラーアトラス
爪の診療実践ガイド
改訂第2版

編集 安木良博 (佐賀記念病院 / 昭和大学)
田村敦志 (伊勢崎市民病院)

全日本病院出版会

編集 安木良博 (佐賀記念病院 / 昭和大学)
田村敦志 (伊勢崎市民病院)

2021年6月発行　B5判　274頁
定価7,920円(本体7,200円＋税)

さらに
詳しくはこちら！

大好評書籍の改訂版がボリュームアップして登場！

爪の解剖や年代別特徴などの基礎知識から、画像診断、各疾患の治療法まで多数の臨床写真をもとに詳説。
特に過彎曲爪の保存的治療、薬剤による爪障害、生検の仕方を含めた爪部の病理組織、麻酔・駆血法についての新項目を加え、各分野のエキスパートが症例写真・文献・最新知見の追加等を行いました！基礎から実践まで徹底網羅した、爪診療に携わるすべての方必読の一書です！

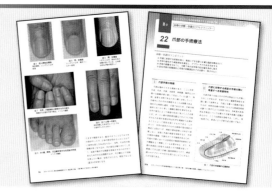

目次

全日本病院出版会
www.zenniti.com
〒113-0033 東京都文京区本郷 3-16-4　Tel:03-5689-5989
Fax:03-5689-8030

PEPARS　No.188：53-59, 2022

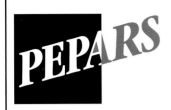

◆特集／患者に寄り添うリンパ浮腫診療─診断と治療─

高齢者や合併症がある患者でも
あきらめない圧迫療法

原　尚子*

Key Words：リンパ浮腫(lymphedema)，圧迫療法(compression therapy)，複合的治療(complex decongestive therapy：CDT)，高齢者(elderly people)，関節障害(joint disorder)，介護(elderly care)

Abstract　圧迫療法は，リンパ浮腫治療の中で非常に重要である．しかし高齢者，関節障害のある患者さんでは，通常の圧迫療法が困難なこともある．リンパ浮腫の圧迫療法では 30 mmHg 以上の圧迫圧が望ましいが，たとえ弱圧でも，何もしないよりはずっとよい．最近では，新しい圧迫用品が次々と開発されており，簡便で，安全で，効果的な圧迫療法が可能になってきている．エアボ・ウェーブ，ソフィットVE，tg グリップなどの弱圧ストッキングは着脱が容易で，介護者が着脱させることも可能である．弱圧の圧迫用品を重ねて着用することで，十分な圧力の圧迫療法を行うこともできる．また，スライダー，バトラー，ストッキーなどの器具を使うことで，握力や腕力がなくてもストッキングの着脱ができるようになる．高齢であるからといって諦めず，何ならできるのかを患者さんと一緒に探していくことが重要である．

はじめに

　圧迫療法は，リンパ浮腫治療の中で非常に重要な治療である．しかし高齢者では，身体機能の低下，理解力の低下，経済力の低下などの要因から，通常の圧迫療法が困難なことがある．また，リウマチや変形性関節症などのため，握力が低かったり関節可動域制限があったりすると圧迫用品の着脱ができないことがある．リンパ浮腫のほとんどはがん治療後の二次性リンパ浮腫であり，リンパ浮腫患者さんの中で高齢者や関節障害のある人の割合は大きい．リンパ浮腫の圧迫療法では 30 mmHg 以上の圧迫圧が望ましいが，たとえ弱圧でも，何もしないよりはずっとよい．最近では，新しい圧迫用品が次々と開発されており，簡便で効

果的な圧迫療法も可能になってきている[1)2)]．高齢であるからといって諦めず，何ならできるのかを考える．

　圧迫療法には禁忌があり，高齢者では特に注意が必要である[3)]（表1）．また，高齢者では皮膚が菲薄化して脆弱になっていることがあり，関節障害のある患者では異常な骨突出が生じていることもあるため，注意が必要である．

表 1．圧迫療法の禁忌

1	末梢動脈閉塞（ABI＜0.6，足首血圧＜60 mmHg，足趾血圧＜30 mmHg，経皮酸素圧＜20 mmHg）
2	筋膜上のバイパス手術の既往
3	NYHA4 の重症心不全（NYHA3 は要注意）
4	圧迫用品の素材にアレルギー
5	知覚障害や末梢血流障害を伴う重症糖尿病

* Hisako HARA，〒151-8528　東京都渋谷区代々木 2-1-3　JR 東京総合病院リンパ外科・再建外科，医長

表 2. 圧迫療法に使うアイテムの比較

アイテム	費用(概算)	利 点	欠 点
エアボ・ウェーブ	7,000〜12,000 円	着脱しやすい. シワがよりにくく安全性が高い. 冬は暖かい.	弱圧. 見た目が独特.
ソフィット VE サポート	1,800 円	安価. 着脱しやすく肌触りがよい. 同じく弱圧タオル地の tg ソフトと比べると, 靴下型なので受け入れやすい.	弱圧.
tg グリップ, tg ソフト(10 m)	4,500〜6,000 円	安価. 着脱しやすい.	弱圧. ややシワがよりやすい. tg ソフトは端が丸まって食い込まないよう注意.
ベルクロ式弾性着衣	10,000〜25,000 円	少ない力で強圧迫ができる. 手間が少ない.	高価.
弾性包帯(1 巻)	600〜1,200 円	安価. 少ない力で強圧迫ができる.	巻き方の習得が必要. 効果が不安定. 手間が多い.
市販の着圧ストッキング	1,000〜3,000 円	安価. 薬局などで購入できる.	弱圧. シワがよりやすい.

圧迫用品の選び方

リンパ浮腫の圧迫療法には様々な圧迫用品があり, 弱圧のものから強圧のものまである. 高齢者や関節障害のある患者さんでは, 毎日自分で着脱できるものを探す. パンティストッキングは着脱が大変なので, 大腿部までで左右に分かれたもの(ストッキングタイプ, または AG タイプと呼ばれる)か, ハイソックスタイプがよい. ストッキングの着脱が難しいような患者さんは, 歩行や立位の時間が短く, 座位の時間が長い傾向にあるため, 大腿より下腿に浮腫が強いことが多い. そのような場合は, ハイソックスタイプでもよい.

下記に挙げたようなものの中から圧迫用品を選ぶ(表2). 必ず外来または入院でできるようになるまで着脱練習を行う.

エアボ・ウェーブ(図 1-a):ごく厚手で弱圧の平編みストッキングである. シワがよらないので, 理解力の低下した高齢者でも安全に着用することができる. 一般的なリンパ浮腫患者さんも就寝時用として使うことができる(日中用としては圧が弱い). 内側が波状になっていて, 硬くなった患肢皮膚をやわらかくほぐす効果があるように感じる.

ソフィット VE サポート(図 1-b):弱圧のハイソックス. やわらかな肌触りではきやすい. 安価で患者さんに勧めやすい.

tg グリップ, tg ソフト(図 1-c):弱圧の筒状包帯. 10 m 単位で箱買いする. 着用すると短くなり, 洗うとさらに短くなるので, 必要な長さの 1.5 倍くらいの長さに切って使う. tg ソフトは内側がタオル地になっていて肌触りがよいが, 端が丸まりやすいので, 食い込まないよう注意が必要である.

ベルクロ式弾性着衣(図 1-d):いわゆるマジックテープ式の弾性着衣. しっかり引き伸ばしてマジックテープで留めることで, 高齢者やリウマチなどで握力が弱い患者さんでも十分な圧力の圧迫療法を行うことができる. 包帯を巻くよりずっと手間が少ない.

弾性包帯(図 1-e):従来法では, 薄手の下地ストッキング→綿包帯→弾性包帯 6〜8 本くらいを使っていたが, エアボ・ウェーブを下地として使うことで, エアボ・ウェーブ自体にも圧力があるため, 使用する包帯の本数を減らすことができ, 楽になる. 包帯を均一な圧力で巻くには練習が必要で, 理解力の低下した高齢者や不器用な患者さんでは, 足首などの細いところだけ強く巻いてしまい, 傷ができたり浮腫が悪化したりすることもある. エアボ・ウェーブを下地に使うことで, ある程度そのような合併症を防ぐことができる. ただし, 包帯はどのくらいの圧力で巻くかで治療効果が全く変わり, 不安定な治療法であることを認識しておく必要がある[4].

複数アイテムの組み合わせ(図 1-f):エアボ・ウェーブとベルクロ式弾性着衣を重ねて使うと,

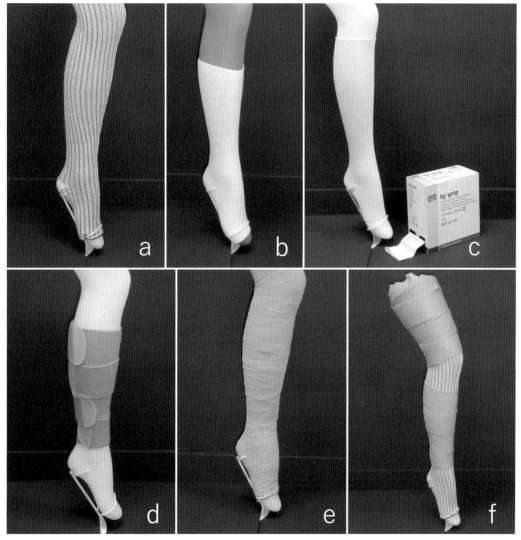

図 1. 様々な圧迫用品

a：エアボ・ウェーブ．弱圧で着脱しやすい．極厚手であるため着用中にシワがよらず，高齢者でも安全に着用できる．e, f のように，重ねばきの下地にも使える．

b：ソフィット VE サポート．弱圧のハイソックスで，着脱しやすく肌触りもよい．安価である．

c：tg グリップ．10 m 単位で購入できる．使用中に長さが縮むので，必要な長さの 1.5 倍くらいに切って使う．弱圧で着脱しやすい．

d：ファロークイック．ベルクロ式の圧迫用品．高齢者でも強圧の圧迫療法が可能である．

e：エアボ・ウェーブ＋包帯．エアボ・ウェーブなどの弱圧ストッキングを下地に使うことで，包帯の必要本数を減らせる．また，エアボ・ウェーブが厚手なので，包帯の食い込みが起こりにくい．

f：エアボ・ウェーブ＋ファロークイック

手間なく十分な圧力の圧迫療法が行える．他にも，弱圧のストッキングを 2 枚重ねて履く，弱圧のストッキングタイプに tg グリップを重ねて履くなど，アイテムを組み合わせることで，握力や体力のない患者さんでも十分な圧迫療法ができる．

市販の着圧ハイソックス：医療機関を受診しなくても薬局などで購入できるのがメリットである．弱圧で，医療用よりシワがよりやすい傾向にあるので，注意が必要である．

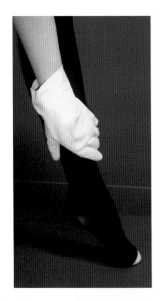

◀図 2.
ゴム手袋の摩擦でストッキングをずり上げる.

図 3. ▶
ストッキング着用に使うスライダー（コンビニなどのポリ袋でもよい）.
　a：つま先からかかとにかけてスライダーをかぶせる.
　b：スライダーの上からストッキング（つま先が開いたもの）を着用し，矢印のようにスライダーを引き抜く.

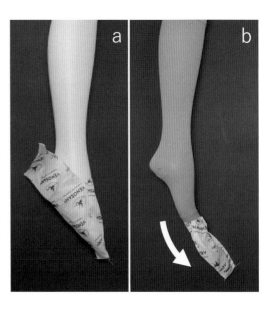

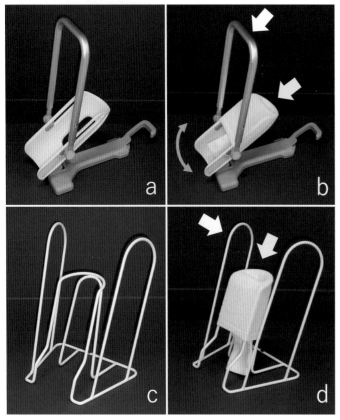

図 4.
圧迫用品着用に使える器具
　a：着圧ストッキングエイド ストッキー
　b：aにハイソックスをかぶせたところ. 黄矢印のところから足を差し入れ，ハンドル（白矢印）を握って引き上げる. 足部の角度が可動性なので，足を挿入しやすい.
　c：バトラー（エクスポートロングハンドル）.
　d：cにハイソックスをかぶせたところ. 黄矢印のところから足を差し入れ，ハンドル（白矢印）を握って引き上げる.

着脱の工夫，便利なアイテム

　圧迫療法を成功させるためには，シワなくきれいに履けるように指導することと，着脱ができるようになるまで指導を行うことが重要である. 手指の力で引っ張り上げようとすると腱鞘炎の原因となることもあり，掃除用ゴム手袋（使い捨ての薄いものではなく，厚手のもの）の摩擦でずり上げるようにすると，握力がなくても容易に着用できる（図2）. その他にも，スライダー，ストッキー，バトラーなど，着用に便利なアイテムがあり，いずれも握力のない患者さんでもストッキングが履けるようになる（図3, 4）. ただし，使い方は外来で一緒に練習して習得してもらった方がよい.

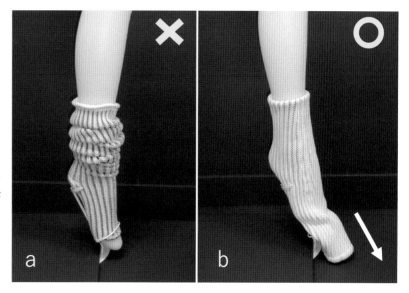

図 5.
ストッキングの脱ぎ方，脱がせ方
　a：悪い例．たぐり下ろすようにすると，きつくてかかとのところが通らない．本当に脱げない．
　b：良い例．ストッキングを裏返しながら，上端だったところを引っ張ると，するっと脱げる．

圧迫療法に使うストッキングは，脱ぎ方にもコツがある．普通の靴下のようにたぐって下げて脱ごうとすると，硬い生地が何重にも重なるため，かかとのところがつっかえて脱げない（図 5-a）．上端を裏返しながら下に引き下げていき，最終的にストッキングが完全に裏返しになるように引き抜くと，脱ぎやすいし，介助者が脱がせる時にも非常に楽である（図 5-b）．

中には，身体的な問題または理解力の問題で，患者さん自身で圧迫用品の着脱ができないこともある．そのような場合は，同居している家族，訪問看護師，ヘルパー，訪問リハビリ，デイケアなどに協力を求める[5]．一般的にこのような介護者には，圧迫用品の着脱を適切に行えるような知識はないことが多い．できれば，圧迫療法を担ってくれる介護者にも一緒に外来に来てもらい，圧迫用品の着脱練習をしてもらうとよい．介護保険を使っている場合は，ケアマネージャーさんに連絡を取ると，調整してくれることがある．

圧迫療法以外の対応

腰痛，変形性膝関節症のためにストッキング着脱が困難な場合，筋力トレーニングなどの運動療法で，腰痛，変形性膝関節症が改善する[6]．過体重の場合は減量が有効である．変形性股関節症の場合も，運動療法，減量が有効なことがある．た

だし，無理な運動は疼痛を誘発する可能性があるため，運動療法を始める際は整形外科医と相談しながら慎重に始めて，徐々に強度を高めていくようにする．

廃用性浮腫の場合，身体的な問題，習慣的な問題，気持ちの問題などから，患者さん自身で運動するのが困難なことが多い．介護保険を使った通所リハ，訪問リハなどを使い，座位になっている時間をできるだけ少なくするように調整する．中には，下肢浮腫があるとリハビリの時間にマッサージをしてくれることもあるが，できれば圧迫療法をした上で運動をしてもらった方が，その後の寝たきり予防にもよいと考える．

それでも圧迫できない場合

様々な要因から，どうしても圧迫療法ができないこともある．そのような時は，用手的リンパドレナージ，間欠的空気圧迫装置の利用，リンパ管静脈吻合術（LVA）[7]などで浮腫のコントロールを試みる．過体重の場合は減量のため，肥満外来に通ってもらうこともある．

柴苓湯など浮腫に効果があるとされる漢方薬を用いることもあるが，効果は限定的である．一般的にリンパ浮腫に利尿剤は効果がない．

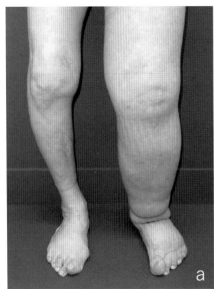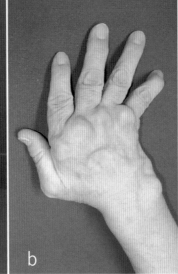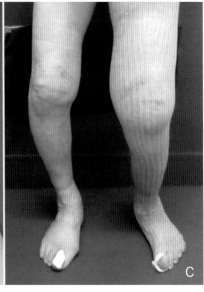

図 6. 64 歳，女性．二次性左下肢リンパ浮腫
a：LVA 後の所見．左下肢に著明な浮腫を認める．
b：関節リウマチがあり，手指変形，握力低下（握力 3 kg 程度）を認めた．
c：圧迫療法後

症　例

64 歳，女性．二次性左下肢リンパ浮腫

40 歳時に子宮体がん，卵巣がんに対して手術（骨盤内リンパ節郭清含む），化学療法を受けた．61 歳頃に左下肢リンパ浮腫を発症し，年に 4～5 回蜂窩織炎を起こしていた．63 歳時に LVA を受け，発熱を伴う蜂窩織炎は起こらないようになったが，左下肢浮腫が残っていた（図 6-a）．

関節リウマチのため手指変形，著しい握力低下があったため（握力 3 kg），一般的な圧迫療法が困難であった（図 6-b）．エアボ・ウェーブの上からファロークイック，ファロークラシック フットピース，膝サポーターを重ねて着用することで，下腿 60 mmHg，大腿 20～30 mmHg と十分な圧力の圧迫療法を行った．また，握力トレーニング，筋力トレーニング，水中歩行などの運動療法も行ったところ，握力は 12 kg 程度まで改善した．浮腫が軽減したところでメディフォルテクラス 2 の AG タイプ（厚手の丸編み弾性ストッキング）を購入して，良好な状態を維持することができ，娘さんの結婚式で留め袖を着ることができた（図 6-c）．運動を始めたことで，定期的に起こっていた

リウマチの多発関節痛も起こりにくくなった．

終わりに

高齢者や関節障害のある患者さんでは，一般的な弾性着衣の装着が難しいことが多い．しかし，最近続々開発されている新しいアイテムを使うことで，以前よりも簡便に，安全に，効果的な圧迫療法ができるようになってきている．また，セラピストごとに独自の技を持っていることもあり，院内，院外，全国のセラピストと情報交換をしながら難しい課題に取り組んでいくのも，医療者としてとてもやりがいがある．浮腫が改善することで，患者さんの QOL，ADL は大きく改善する．少しの圧迫療法でも，何かできることはないか，諦めずに患者さんと一緒に探していくことが重要だと考えている．

参考文献

1) 穴田佐和子ほか：下肢リンパ浮腫患者における圧迫用品の簡易化による圧変化と所要時間変化．静脈学．**27**(3)：413-419，2016．
    Summary　リンパ浮腫に対する従来の多層包帯法は時間と手間が大きかったが，新たな圧迫用品

を用いることで短い所要時間で適切な圧迫療法
ができるようになった.

2) 近藤さえ子ほか：弾性包帯や弾性着衣による圧迫
   が困難な患者に対する筒状包帯とウェーブスポ
   ンジ併用による弱圧圧迫治療効果の検討. Pallia-
   tive Care Research. 10(2)：124-129, 2015.
   Summary　手間や技術が必要な多層包帯法や,
   握力・腕力の必要な弾性着衣装着ができなかった
   患者さんでも, 圧迫用品を工夫することで圧迫療
   法が可能であった.

3) Rabe, E., et al.：Risks and contraindications of
   medical compression treatment—A critical reap-
   praisal. An international consensus statement.
   Phlebology. 35(7)：447-460, 2020.
   Summary　圧迫療法の禁忌についての新しい論
   文. 従来禁忌とされていた急性期の DVT や蜂窩
   織炎についてはむしろ圧迫療法の積極的な適応
   となっている.

4) Hara, H., et al.：Variability in compression pres-
   sure of multi-layer bandaging applied by
   lymphedema therapists. Support Care Cancer.
   27(3)：959-963, 2019.
   Summary　リンパ浮腫セラピストの養成講習会
   を終了したセラピストに下肢の多層包帯法を施
   行してもらったところ, セラピストによって圧迫
   圧がまちまちであった. 講習会終了後に臨床に携
   わっていないブランク年数が長いほど, 圧迫圧が
   低下する傾向にあった.

5) 森本喜代美, 赤澤千春：訪問看護師による在宅高
   齢者への続発性リンパ浮腫ケアの実際. 大阪医大
   看研誌. 9：115-122, 2019.
   Summary　訪問看護師が, 限られた時間や医療
   資源の中でどのようにリンパ浮腫ケアに携わっ
   ているのか, 聞き取り調査を行った. ケアの有効
   性が報告される一方で, マンパワー, 時間の不足
   や, 主治医との連携不足などが課題であった.

6) 陣内裕成ほか：慢性腰痛改善のためのブリーフセ
   ルフエクササイズ教育　ACE コンセプトと姿勢
   指導. Loco Cure. 6(2)：138-144, 2020.
   Summary　腰痛に対する運動療法である ACE コ
   ンセプト(タイプ A：アライメントの適正化, タ
   イプ C：深部筋の賦活, タイプ E：内因性物質の
   活性化)の効果について.

7) Hara, H., Mihara, M.：Lymphaticovenous anasto-
   mosis for advanced-stage lower limb lymph-
   edema. Microsurgery. 41(2)：140-145, 2021.
   Summary　重症リンパ浮腫の患者さんでも,
   Multi-lymphosome ICG 検査やリンパ管エコー検
   査などを組み合わせることで, 機能良好なリンパ
   管を同定し, 有効な LVA を行うことができる.

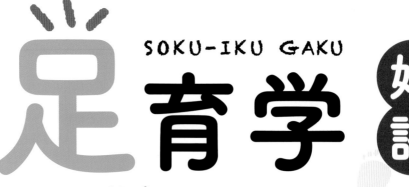

SOKU-IKU GAKU

足育学

好評

外来でみる
フットケア・フットヘルスウェア

編集：**高山かおる**　埼玉県済生会川口総合病院 主任部長
一般社団法人足育研究会 代表理事

2019 年 2 月発行　B5 判　274 頁　定価 7,700 円（本体 7,000 円＋税）

治療から運動による予防まで
あらゆる角度から「足」を学べる足診療の決定版！

解剖や病理、検査、治療だけでなく、日々のケアや爪の手入れ、
運動、靴の選択など知っておきたいすべての足の知識が網羅されています。
皮膚科、整形外科、血管外科・リンパ外科・再建外科などの**医師**や**看護師**、
理学療法士、**血管診療技師**、さらには**健康運動指導士**や**靴店マイスター**など、
多職種な豪華執筆陣が丁寧に解説！
初学者から専門医師まで、とことん「足」を学べる一冊です。

CONTENTS

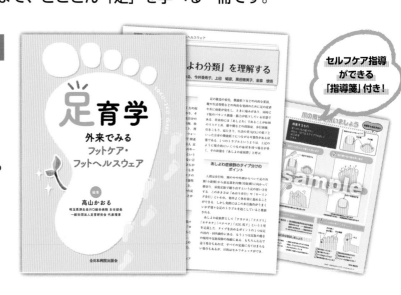

セルフケア指導
ができる
「指導箋」付き！

全日本病院出版会

〒113-0033 東京都文京区本郷 3-16-4　Tel:03-5689-5989
www.zenniti.com　Fax:03-5689-8030

PEPARS　No.188：61-71，2022

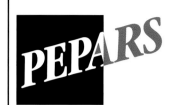

◆特集／患者に寄り添うリンパ浮腫診療─診断と治療─

リンパ浮腫の減量手術

山田　潔*1　三宅一正*2　丸濱　恵*3　木股敬裕*4
品岡　玲*5　本田雅子*6　三宅麻希*7

Key Words：リンパ浮腫(lymphedema)，減量手術(debulking surgery)，脂肪吸引術(liposuction)，Homans 法(Homans method)

Abstract　　リンパ浮腫の慢性期においては皮膚・皮下組織の肥大により機能的・整容的に QOL が大きく低下する．リンパ浮腫の減量手術はこのような症例に適用されるが，これまでにまとまった報告はなく手技や周術期管理についてのコンセンサスは得られていない．我々は適切なリンパ浮腫ケアが維持できている症例においてのみ，リンパ浮腫の減量手術を実施している．手術の対象部位は外陰部および四肢であり，術前のプランニングが重要である．機能障害が顕著な部位から実施すること，対象範囲が広範囲に及ぶ場合はトラブルを避けるためにエリアごとに分割して実施することが大切である．合併症として出血，感染，深部静脈血栓症，皮膚壊死，リンパ流障害などがあり，それぞれ適切な対策を講じる必要がある．中期的な成績として，BMI が 30 未満の症例では良好な結果が得られているが，30 以上の症例では高率にリバウンドしており，適正な圧迫療法の継続と体重コントロールが重要である．

はじめに

日常的にリンパ浮腫の診療に携わっているとよく経験することであるが，リンパのうっ滞が長期にわたると皮膚および皮下組織の肥大が起こり，患者・医療従事者ともに頭を悩ませることとな

*1 Kiyoshi YAMADA，〒700-0985　岡山市北区厚生町 3-8-35　光生病院形成外科，部長/リンパ浮腫治療センター，センター長
*2 Kazumasa MIYAKE，光生病院リハビリテーション科/リンパ浮腫治療センター，作業療法士
*3 Megumi MARUHAMA，光生病院リハビリテーション科/リンパ浮腫治療センター，理学療法士
*4 Yoshihiro KIMATA，〒700-8558　岡山市北区鹿田町 2-5-1　岡山大学医歯薬学総合研究科形成再建外科，教授
*5 Akira SHINAOKA，岡山大学学術研究院医歯薬学域むくみを科学する先進リンパ学講座，特任教授
*6 Masako HONDA，岡山大学病院看護部
*7 Maki MIYAKE，岡山大学病院看護部

る．皮膚・皮下組織の肥大が高度になると，罹患部位の形状左右差が生まれてくる．対面の仕事では隠しづらい上肢や，体のラインが出やすい夏場の下肢などが特に訴えの多いところであるが，一方で外陰部の形状変化もまた男女ともに見られる問題点であり，時には排尿困難を訴えることもあることから日常生活への影響は大きい．

こういった状況を改善するのがリンパ浮腫の減量手術であり，病気が完治するものではないが患者の QOL を改善し得る手法として実施されている．手技としては Charles 法(1912 年)[1]を始めとして Homans 法(1936 年)[2]，Thompson 法(1962 年)[3]，脂肪吸引術(1989 年)[4]など様々な工夫を凝らした報告があるが，いずれの方法もまとまった症例数の報告はなく，手技や周術期管理について統一した見解はない．我々も過去の文献報告や自験例の経過を見ながら新規症例の治療方針を立てている．

本稿ではリンパ浮腫の減量手術について，我々の適応と実際の手技と周術期管理，合併症について述べる．

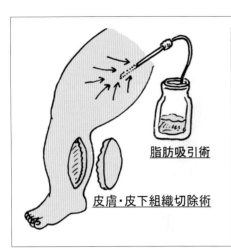

図 1.
リンパ浮腫減量手術の適応

手術適応
◆ISL2期以降の進行例
◆QOLの低下がある
◆BMI = 30以下
◆セルフケアが継続できる

脂肪吸引術
皮膚・皮下組織切除術

適 応

　主に四肢や外陰部のリンパ浮腫により皮膚・皮下組織の過剰増大のため日常生活に支障をきたしている症例が適応となる．また，外観の整容性がQOLの低下に繋がっている場合も適応と考える．術前にはリンパ浮腫セラピストと連携を取りながら個々の状態に応じた適切なリンパケアを必ず導入し，non-pitting edema が安定した状態で維持できている必要がある．

　減量手術において重要なことは，術後のリンパケア，特に圧迫療法を長期にわたり継続する必要があることである．具体的には，手術部位にもよるが圧迫クラス 3 の適正サイズの平編み弾性着衣を術後最低数年は常時着用する必要がある．また術後半年は夜間の多層包帯法による圧迫も必要となる．このため当施設では，術前に同程度の圧迫療法が 1 年以上継続できている症例を適応としている．特に気温の上がる夏に圧迫療法のドロップアウト症例が散見されるため，夏場を乗り越えられるかどうかが重要である．

　また圧迫療法と同様に，適正体重を維持することも非常に重要である．過去に我々が行った脂肪吸引術の成績を見ると，BMI が 30 以上の症例では高頻度にリバウンドを認めたため，手術を計画している症例では，少なくとも BMI を 30 以下まで落としてもらってから実施するようにしている．我々が手術適応と考える条件を図 1 に示す．

プランニング

　減量手術の対象部位としては四肢および外陰部が主なターゲットとなる．患者の希望をよく聞いた上で，皮膚・皮下脂肪の増大している部位を視触診し，さらに対象となるエリア全体をエコーやCT，MRI などで評価する．単純 CT のみでも情報量は多い．皮膚および皮下脂肪の厚さは十分評価できるので減量する部位と度合いのイメージをつかむのに非常に役立つ．同時に表在血管やリンパ節の位置，深筋膜周囲の線維化の具合も調べておく．また LVA を併施するしないに関わらず，リンパ機能の評価のための ICG 蛍光リンパ管造影あるいはリンパシンチグラフィを必ず実施する．ICG 蛍光リンパ管造影の検査方法は品岡らの手技[5]（本誌 p. 1〜8）により実施しているので参照されたい．当然ながらリンパ機能の悪い症例に減量手術を行う場合は，圧迫療法を中心とした術後のフォローアップを厳重に行う必要がある．

　減量手術の対象部位が広範囲に及ぶ場合は，1度の手術ですべてを実施しようとすると長時間の手術となり，術中出血量の増加や術後回復に時間を要したり，何よりも大事な手術部位の圧迫療法に無理がかかり満足な結果が得られないことがある．安全に手術を行うために，我々の施設では 1度の手術で操作する範囲は体表面積で 20〜30%程度まで，術中出血量は最大で 800 ml 程度までとし，エリアごとに分割して数回に分けて実施する

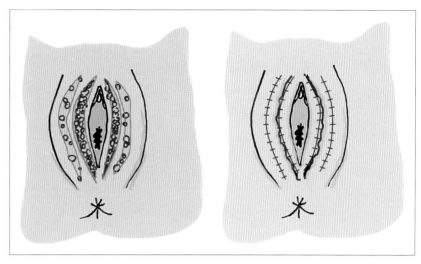

図 2.
女性外陰部の減量手術
リンパ管腫や肥大した陰唇を長軸方向に沿って紡錘形に切除し縫合する

ようにしている.

どのエリアを優先するかは症例により異なるが, 機能障害が顕著な部位から始めるようにしている. 特に外陰部が含まれておりリンパ漏や排尿障害が見られる場合には優先順位が高いと考える. また両下肢の場合でボリュームが非常に多い場合は, 片側ずつ実施した方が術後圧迫療法の負担が少なく, 管理が楽である.

減量の目安は健側とほぼ同大となることを目指すが, 術後2～3年経過し創部が安定した時に, 下肢の遠位部では多少のリバウンドを認めることが多い. したがって膝から下では健側よりも若干小さくするようにしている.

手術の時期としては, 暑い時期を避けて秋から冬を勧めている. 理由としては前述の通り夏に圧迫療法がダウンしやすく, 逆に寒い時期にはコンプライアンスが上がってくるため, 術後早期の圧迫療法がうまくいきやすいからである.

部位別の治療アプローチ

1. 外陰部

女性では外陰部のリンパ管腫形成やそこからのリンパ漏, あるいは陰唇の肥大により尿線が乱れて排尿時に支障をきたすといったトラブルが多い. 手術範囲が限定的であるため通常は局所麻酔下に病変部を陰唇の長軸方向に沿って紡錘形に切除し, 単純縫合している. バイポーラでしっかりと止血を行い, 4-0吸収性編み糸を用いて皮下縫合および皮膚縫合を行う(図2). 尿や便で汚染されやすいため, 術後はウォシュレットでよく洗い生理用ナプキンを創部に直接あてがってもらう. 2週間過ぎても吸収糸が残る場合は抜糸を行ってもよい. 術後しばらく創部からリンパ漏が続く場合もあるが, リンパのうっ滞圧が徐々に低下するにつれて数日で自然に止まることが多い. 術後すぐにパッディングを併用してガードルやパンストでの圧迫を再開するのが望ましい. リンパ漏が止まるまで, 通常4～5日程度の抗生剤内服(セファクロルやクラブラン酸アモキシシリンなど)を継続する.

男性の外陰部リンパ浮腫では腫大した陰茎および陰嚢が問題となる. 女性と異なり同部はもともと体幹部より下方に突出しているため, うっ滞したリンパ液が重力に従って貯留しやすいこと, 圧迫療法が難しい部位であること, 恥部のため医療機関への受診が遅れがちになることなどから進行した状態となっていることが多い. 陰茎および陰嚢が高度に腫大すると排尿障害や性交障害, 歩行困難, 着衣の制限などをきたすため, 日常生活への大きな支障となる. 陰茎, 陰嚢, 精索の機能を最大限に温存させつつ, 外観上の問題を改善させなければならない.

手術はリンパ浮腫により腫大した皮膚および皮下組織を, 陰茎においては深陰茎筋膜(Buck筋膜)上で, 陰嚢部においては精巣挙筋膜上で切除し, 皮弁もしくは植皮にて被覆する(図3, 4). 皮

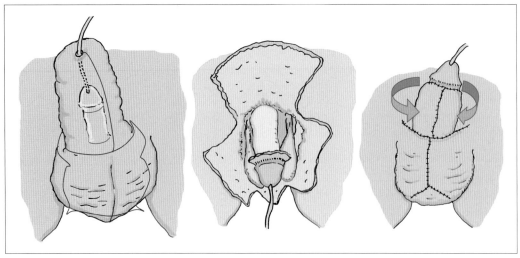

図 3. 男性外陰部の減量手術（陰茎部を皮弁で被覆）
皮弁で被覆した場合は skin texture はよいが，大きく減量ができない点や再腫大の
問題がある.

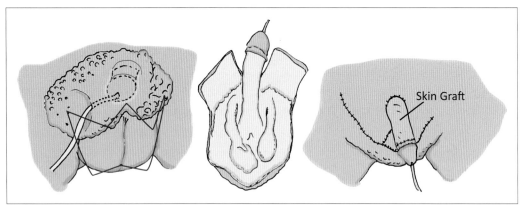

図 4. 男性外陰部の減量手術（陰茎部を植皮で被覆）
植皮で被覆した場合は大きく減量可能だが，感覚障害や瘢痕拘縮による勃起障害な
どの問題がある.

弁の場合は skin texture はよいが皮弁血流が不安定になるため大きく減量できないこと，長期的には皮弁自体が再腫大しやすいことが問題であり，一方植皮の場合は大きく減量可能だが skin texture がよくないこと，感覚障害や瘢痕拘縮による勃起障害，精巣の恒温調整の不良などの問題があり，どちらも一長一短がある．我々は可能な限り皮弁での被覆をチョイスするが，皮膚・皮下組織が極端に肥厚して皮弁として使用するには適さない場合や，リンパ小胞や疣贅状の病変が多発して skin texture がよくない場合，再腫大が懸念され不適と考える場合は植皮での被覆で対応している.

手術の際は術中操作の簡便性を得るため，また術後の創部汚染予防のため，尿道カテーテルを留置する．弾性の外陰部リンパ浮腫が高度な症例では腫大した陰茎部皮膚のため外尿道口が確認できず，挿入困難なケースもあるため，事前に泌尿器科と相談しておいた方がよい．また手術のデザインは，ボリュームが顕著な例では cut and go となることもあるが，基本的には陰茎部分と陰嚢部分とに分けて考えた方がやりやすい.

陰茎部分は，陰茎腹側の陰茎縫線に沿って長軸に切開し，深陰茎筋膜上で全周性に皮膚・皮下組織を剥離挙上していく．亀頭側は，冠状溝から近

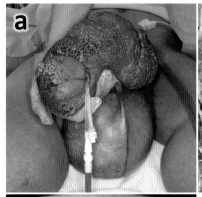
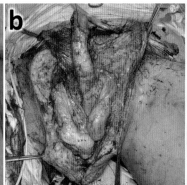
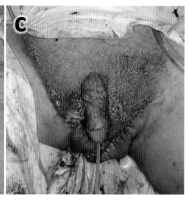
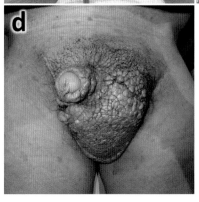

図 5.
20 代，男性．原発性体幹部・四肢リンパ浮腫
　　a：術前．陰茎・陰嚢が浮腫により高度に肥大し，排尿困難を認めた．外尿道口は確認できず内視鏡下に尿道カテーテルを挿入した．
　　b：術中．陰茎部分は深陰茎筋膜上で，陰嚢部分は精巣挙筋膜上で剥離し余剰組織を減量した．
　　c：術直後．皮膚状態が不良のため陰茎部分は分層植皮で被覆した．
　　d：術後 1 年．陰嚢部分に再腫大を認めるが，排尿しやすい状態が維持できている．

位部 1 cm 程度の包皮内板を全周で残しておく．次いで陰茎部の皮膚・皮下組織を陰茎の背側で，基部に向かって深陰茎筋膜上で弁状に剥離挙上していくが，深陰茎筋膜の下には陰茎背神経や動脈があるため，剥離の際に切り込まないよう注意する．また，皮弁側には浅陰茎背静脈が含まれるが，皮弁のうっ血を防ぐために温存する．陰茎部のむくみは深陰茎筋膜上に貯留しているため，剥離操作によってかなり水分が抜けてくるはずである．陰茎背側の皮弁が基部まで挙上されたら，次いで陰嚢部の減量に取り掛かる．

　陰嚢部の減量のためにはタテ・ヨコ双方向に減量する必要があり，このため陰嚢部の皮膚・皮下組織を左/右/腹側の 3 つにトリミングして，縫合線の仕上がりが最終的には逆 Y 字になるようにするのが望ましいと考える．まず陰嚢縫線に沿って長軸に切開を加え，精巣挙筋膜上で腫大組織を剥離しながら精巣およびそれに付する組織を温存する．この剥離操作によって，陰茎部と同様に貯留した水分が抜けてボリュームはかなり減少するので，最終的に逆 Y 字型の縫合線となるように余剰な皮膚皮下組織をトリミングする．

　縫合に際しては，陰茎部から行う．皮弁とした場合は，陰茎を余裕をもって十分に被覆できるだけの長さと幅を持たせ，wrap around する．亀頭側は 1 cm 程度残しておいた包皮内板と縫合する．皮弁と深陰茎筋膜との間に血腫や膿瘍を形成する可能性があるため，ペンローズドレーンを数本挿入しておく．なお植皮で陰茎部を被覆する場合は，切除した陰茎皮膚組織もしくは大腿内側から 12/1,000 インチ程度の分層で採皮し，適宜ドレナージホールを開けて深陰茎筋膜上に wrap around してずれない程度のテンションで吸収性編み糸で縫合固定する．

　陰嚢部の縫合に際しては，精巣挙筋膜に包まれた精巣関連の組織を十分に包める程度まで余剰な皮膚・皮下組織をトリミングするが，長期的には再腫大してくることが多いため可能な限り減量しておく方が望ましい．そして，精索に沿ってサクションドレーンを左右に挿入し，鼠径部から体外に導出する．吸収性編み糸を用いて逆 Y 字に縫合し，陰茎部を被覆した皮弁もしくは植皮とも縫合する．症例を図 5 に提示する．

　術後は陰茎部には抗生剤含有チュールガーゼを

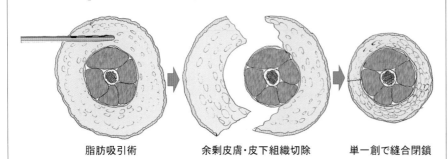

Liposuction + Homans : LSH法

脂肪吸引術   余剰皮膚・皮下組織切除   単一創で縫合閉鎖

図 6.
Liposuction＋Homans：LSH法
脂肪吸引術後に余剰皮膚・皮下組織切除を行うことで，単回の手術で全周性の減量手術が可能.
Natural garment 効果でリバウンドの予防が期待できる.

巻きつけて，さばいたガーゼを陰茎部および陰嚢部に厚めにあて伸縮包帯で固定する．陰茎部が動くと基部の創癒合が悪くなるため，また尿による創部汚染を避けるため1週間尿道カテーテルを挿入し，できる限り床上で生活してもらう．適宜創部のガーゼ交換を行い，1週間後に尿道カテーテルを抜去した後は陰茎部に厚くガーゼをあてた上から着圧のガードル装着を開始し，リンパ浮腫の圧迫治療を再開する．創部の抜糸が必要な場合は術後2週間ごろに行う．

2．四　肢

リンパ浮腫の慢性進行例であり，歩行障害や慢性炎症を繰り返している症例，着衣の選択に困難がある症例，既製品のストッキングやスリーブの装着が困難な症例，醜状障害を認める症例などが対象となる．

現在我々の手技としては，① 脂肪吸引(Liposuction)の単体実施，② 皮膚・皮下組織切除(Homans 法など)の単体実施，③ 脂肪吸引と皮膚・皮下組織切除を複合して施行(Liposuction＋Homans：LSH 法)する場合の3通りがある．

健側との周径差が1.5倍までの症例では主に脂肪吸引の単体実施をしているが，健側との周径差が1.5倍程度以上で皮膚・皮下組織が高度に肥大しており，脂肪吸引のみでは余剰な皮膚が残って形状が整わない場合はLSH法を実施している．また，高齢者で皮膚の弾力性が低下して術後の皮膚の収縮が見込まれない症例や，若年であっても術後圧迫療法のコンプライアンス不良が見込まれる症例では，圧迫不足によるリバウンドを予防する

ために natural garment 効果(自分自身の皮膚の緊張でむくみを予防する)を狙って余剰皮膚を合併切除した方がよいと考える．ただし皮膚を合併切除すると術中出血量の増加と手術時間の延長，創縁の血流不全や創離開，感染，神経障害，リンパ流障害の悪化，瘢痕形成などのトラブルが増えてくるため，慎重に適応の判断を下す必要がある．

過去に複数回の Charles 法を受け，miserable な状態になっている重症のリンパ浮腫患者から筆者が得たヒントがいくつかある．1つは，皮膚・皮下組織を全層で，全周性に切除しないことである．リンパ浮腫は皮膚・皮下組織がむくむ病気ではあるが，同時にリンパ液の導通路でもある．特に深筋膜に高度な線維化があり浅リンパ系から深リンパ系への交通枝が遮断されているケースで導通路もすべて失ってしまうと，末梢からのリンパ液は行き場をなくしてますます酷い浮腫を生じてしまう．もう1つは，手術瘢痕は残されたリンパ流路を障害しない位置に持っていき，単一の手術瘢痕のみで終了することである．これは浅リンパ系の機能をできるだけ温存するためである．

全周性の減量を脂肪吸引で行い，余った皮膚をシンプルに1か所で切除・縫合するLSH法が最も適していると考え(図6).

脂肪吸引術の詳細については他稿に詳述している[6]が，筆者らは全身麻酔下にツメッセント法を用いて手動式吸引カニューラで吸引を行っている．下肢の場合は直径4～5 mm，上肢の場合は3～4 mmの吸引カニューラを使用する．カニューラ先端の形状は，吸引する脂肪組織の硬さに合わ

せて選択しており，上肢などの柔らかい脂肪組織においては3ポート型が周辺組織へのダメージが少なくてよいが，下肢で非常に硬い脂肪組織の場合は非常に時間がかかるためバスケット型を好んで使用している（図7）．深筋膜下に入らないよう注意しながら，浅脂肪層および深脂肪層の両方をまんべんなく吸引するが，脂肪の取り残しによる凹凸変形をきたさないよう注意する．片側リンパ浮腫の症例では，患側において脂肪層のみならず真皮層および深筋膜も肥厚しているため，健側よりも脂肪層を薄く仕上げることがポイントである．

LSH法とする場合は，脂肪吸引術の後に余剰皮膚・皮下組織切除のデザインを行うが，デザインのコツは患者自身から見えにくいところで，かつ残存した血流やリンパ流を障害しない部分に縫合線を設けることである．すなわち上肢においては上腕骨内側上果から後腋窩線上端に向かう線，下肢であれば大腿部は膝関節後内面から内転筋の起始部付近に向かう線，下腿であれば足関節内果部から膝関節後内面に向かう線に，足部であれば第5中足骨基部から各趾の基部を通り第1趾基部に

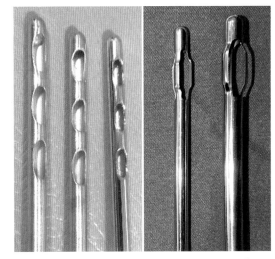

a．3ポート型　　b．バスケット型

図7．脂肪吸引カニューラの先端形状
上肢など柔らかい脂肪組織においては3ポート型を，下肢などで非常に硬い場合はバスケット型を使用している．

向かうL字型の線に，それぞれ縫合線が一致するようにデザインする（図8，9）．

また切除する皮膚の幅は，余剰皮膚をぎりぎり一杯切除したいところであるが，脂肪吸引後の皮膚の血流は非常に不安定であり，そこを縫合線に緊張がかかるぐらいの縫合をするとしばしば創縁

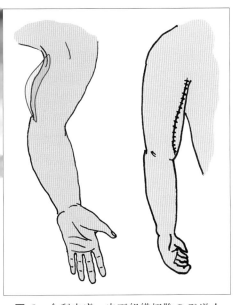

図8．余剰皮膚・皮下組織切除のデザイン（上肢）
上腕骨内側上果から後腋窩線上端に向かう線に縫合線が一致するようにデザインする．

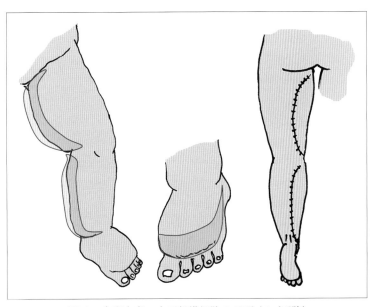

図9．余剰皮膚・皮下組織切除のデザイン（下肢）
大腿部は膝関節後内面から内転筋の起始部付近に向かう線，下腿であれば足関節内果部から膝関節後内面に向かう線に，足部であれば第5中足骨基部から各趾の基部を通り第1趾基部に向かうL字型の線に，それぞれ縫合線が一致するようにデザインする．

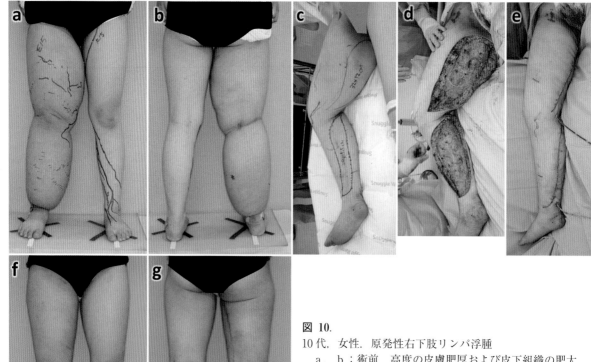

図 10.

10代，女性．原発性右下肢リンパ浮腫
　a，b：術前．高度の皮膚肥厚および皮下組織の肥大
　　により変形が著明で歩行にも支障をきたしていた．
　c：脂肪吸引後の皮膚・皮下組織切除のデザイン．最
　　大切除幅は大腿部で 12 cm，下腿部で 5.5 cm とし
　　た．
　d：皮膚・皮下組織切除した状態
　e：縫合閉鎖終了時
　f，g：術後 2 か月の状態．変形は改善し歩行も安定．
　　既製品の弾性ストッキング着用が可能となった．

が壊死する．したがって切除幅はきわめて控えめ
にして，ゆったりと縫合ができる程度にしておく
方がよい．それでもなお創縁壊死をきたす可能性
があるため，二期的に皮膚の追加切除・縫合を行
う可能性について事前に IC しておく方がよいで
あろう．むしろ，術後 1 週間程度してからの方が
皮膚血流の demarcation がつきやすく，また術後
のむくみも取れて余剰皮膚がさらに生じるため，
あらかじめ創縁のトリミングと再縫合のための 2
回目の手術を予定しておいた方がスムーズである．

　切除後の創部には 10〜15 Fr の陰圧閉鎖式ド
レーンを挿入して layer to layer でゆったりと縫
合する．縫合後はすぐにリンパ浮腫の圧迫療法を
開始するため，タイトに縫合したり外反隆起した
りするような強い埋没縫合を行う必要はない．症

例を図 10 に提示する．

　術後の圧迫療法については，多層包帯を使う場
合と弾性着衣を使う場合とがあるが，術後極早期
は疼痛が強く，また創部からの出血や浸出液が多
く皮膚血流も不安定であるため，多層包帯の方が
手間はかかるがガーゼ交換時の痛みが少なく圧迫
圧のコントロールがしやすい．

　陰圧閉鎖式ドレーンは 1 日量が 20 ml を切れば
抜去するが，圧迫療法がきちんとできていれば通
常は術後 3〜4 日で抜去できることが多い．創縁か
らの浸出液が減少してきたら薄手のコロイドド
レッシング材を貼付して平編みの弾性ストッキン
グ（圧迫クラス 3 もしくはクラス 2 の重ね履き）に
移行していくが，リバウンドを防ぐために夜間は
多層包帯による圧迫を行う．抜糸は術後 2 週間程

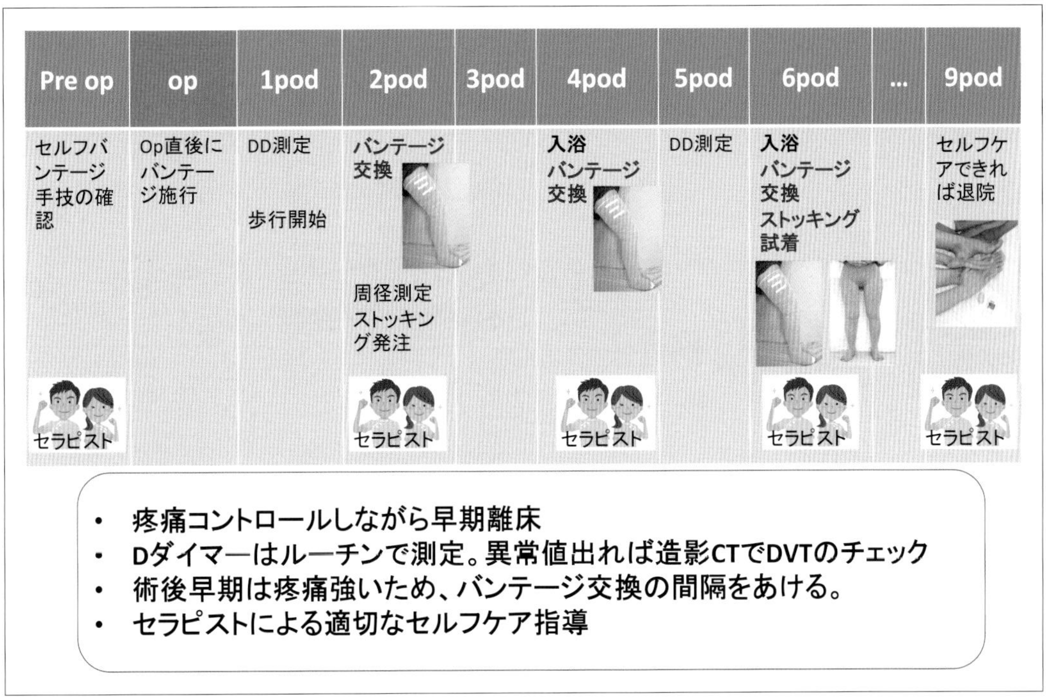

	Pre op	op	1pod	2pod	3pod	4pod	5pod	6pod	...	9pod
	セルフバンテージ手技の確認	Op直後にバンテージ施行	DD測定 歩行開始	バンテージ交換 周径測定 ストッキング発注		入浴 バンテージ交換	DD測定	入浴 バンテージ交換 ストッキング試着		セルフケアできれば退院
	セラピスト			セラピスト		セラピスト		セラピスト		セラピスト

- 疼痛コントロールしながら早期離床
- Dダイマーはルーチンで測定。異常値出れば造影CTでDVTのチェック
- 術後早期は疼痛強いため、バンテージ交換の間隔をあける。
- セラピストによる適切なセルフケア指導

図 11. 周術期のケア
周術期を通してリンパセラピストに介入してもらうことと，早期離床を図る
ことが重要

度で行うが，創縁の壊死を認める場合は術後7～10日ごろにdemarcationがついた頃にトリミングと再縫合を行う．

　術後はおよそ10日間程度の入院で創部の管理とリンパ浮腫のケアを行い，自宅でのセルフケアが確立してから退院としている（図11）．退院後も3～6か月間隔で継続的にフォローアップを行い，患肢の状態や圧迫療法の強度の確認，体重のチェックを続ける．

合併症とその対策

　リンパ浮腫の減量手術は，手術操作が及ぶ範囲に応じて合併症も増えてくる．

　熱傷に対するデブリードマンと同様に，手術操作が広範囲に及ぶ場合は複数回に分割して，1回の手術をできるだけ短時間に収めるようマンパワーの確保も必要である．

1．出 血

　ツメッセント法を用いた手動式の脂肪吸引術では吸引量の1%前後が血液と言われているが[7]，吸引部の脂肪が硬ければ硬いほど出血量は増加する

傾向があり，我々がこれまでに実施したリンパ浮腫の脂肪吸引術では10～15%程度が血液であった．また脂肪吸引術の後に余剰皮膚・皮下組織切除を行うLSH法ではさらに出血量が多くなる．使用可能部位であればタニケットを使用し，施術後の部位から直ちに包帯圧迫を開始する．また肥厚・硬化が強く多量に出血が見込まれる場合は自己血貯血を用意しておくなどの対応が望まれる．

2．感 染

　リンパ浮腫という免疫異常がある部位を広範囲に侵襲するため，蜂窩織炎や膿瘍形成など，術後の感染には十分に注意を払う必要がある．我々は抗生剤を創部が安定するまで長めに投与している．具体的にはセファゾリン1g点滴×2/day5日間ののちセファクロル750mg内服 分3 10日間投与する．

3．DVT（深部静脈血栓症）

　リンパ浮腫に対する脂肪吸引術の開始当初（2013～15）は，12例中3例と高頻度にDVTを検出していたが，手術機器や周術期マネージメントの変更により，近年ではほとんど問題となるよう

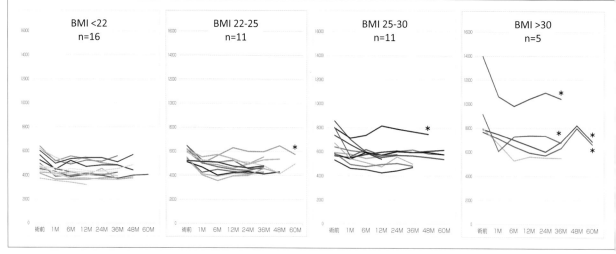

図 12. 下肢リンパ浮腫に対する脂肪吸引術の中期成績(患肢ボリュームの経時変化
　　　(周径から疑似体積を算出))
　　　＊は圧迫不足と体重増加症例. BMI が 30 未満の症例ではリバウンドは少なく良好
であるが, BMI＞30 の症例では 5 例中 4 例がリバウンドしていた.

なDVTは起こっていない. 現在の対策としては,
手術翌日からヘパリンカルシウム 5,000U 皮下注
射×2/day 5 日間の投与と早期離床の促進, POD1
および 5 で D ダイマー測定し異常値が出れば造影
CT を撮影している.

4．皮膚壊死

局所的に浅脂肪層を削りすぎた場合や, LSH 法
で創縁の皮膚血流が低下している場合に起こる.
浅脂肪層上の皮下血管網になるべくダメージを与
えない, LSH 法の場合は創縁をタイトに縫合しな
いよう気を付ける. なお, 術後の圧迫療法は通常
の適切な手技であれば皮膚血流には影響を与えな
いと考える.

5．リンパ流障害

脂肪吸引術によるリンパ流障害のさらなる悪化
はないという報告があるが[8], 術後短期的には末
梢部の浮腫が悪化していることが多い. 適切な圧
迫療法の継続により 6 か月程度で回復するが,
distal LVA の並施あるいは二期施行もよい適応と
考える.

中期成績

下肢リンパ浮腫に対して脂肪吸引術のみを実施
した症例43例について, 患肢ボリュームの経時的
変化を図12に示す. フォローアップ期間は12〜
60 か月と幅があるが, BMI が 30 未満の症例では
リバウンドは少なく良好な結果が得られている.
一方, BMI 30 以上の症例では 5 例中 4 例がリバ
ウンドしており, その原因は圧迫不足と体重増加
であった. 適正な圧迫と体重コントロールができ
ている症例では, 良好な経過が得られることが見
込まれる. またコントロールできている症例の中
には少数ではあるが圧迫療法の軽減が可能となっ
ている症例もあり, 今後さらなる追跡調査が必要
と考える.

保険診療として対応

我々はこれまで実施してきた減量手術すべてを
象皮病根治術(K022-2)にて保険請求している.
リンパ浮腫のため皮膚・皮下組織の肥大があり
QOL の低下をきたしている症例に対して, 脂肪
吸引術あるいは皮膚・皮下組織切除術を適切な手
技で行い, きちんとした周術期管理と合併症への
予防策を講じて実施することは保険診療として整
合性が取れていると考える.

まとめ

リンパ浮腫に対する減量手術は, LVA と比較す

ると侵襲が大きく周術期管理を厳密に行う必要があり，また術後のフォローアップも長期にわたって行う必要がある．しかしながら治療の目的ははっきりとしており，適切に実施すれば減量効果は非常に高く，QOL も大きく回復する．リンパ浮腫セラピストと密に連携を取り，合併症への対策を万全にして実施したい．

参考文献

1) Charles, R.：Elephantiasis scroti. A system of treatment. Latham, A., English, T. C., ed. Churchill, London, 1912.
2) Homans, J.：The treatment of elephantiasis of the legs. A preliminary report. N Engl J Med. **215**：1099-1104, 1936.
3) Thompson, N.：Surgical treatment of chronic lymphoedema of the lower limb. With preliminary report of new operation. Br Med J. **2**：1566-1573, 1962.
4) O'Brien, B. M., et al.：Liposuction in the treatment of lymphedema；a preliminary report. Br J Plast Surg. **42**：530-533, 1989.
5) Shinaoka, A., et al.：A new severity classification of lower limb secondary lymphedema based on lymphatic pathway defects in an indocyanine green fluorescent lymphography study. Sci Rep. **12**(1)：309, 2022.
6) 山田 潔ほか：【実践リンパ浮腫の治療戦略】下肢リンパ浮腫進行例に対する脂肪吸引術．PEPARS. **130**：65-74, 2017.
7) Samdal, F., et al.：Blood loss during liposuction using the tumescent technique. Aesthetic Plast Surg. **18**(2)：157-160, 1994.
8) Brorson, H., et al.：Liposuction reduces arm lymphedema without significantly alterind the already impaired lymph transport. Lymphology. **31**(4)：156-172, 1998.

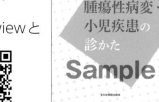
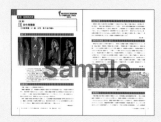
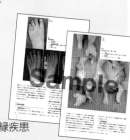

PEPARS No.188：73-78, 2022

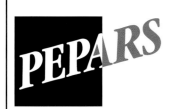

◆特集／患者に寄り添うリンパ浮腫診療―診断と治療―

侵襲が少ない新たなリンパ再建法
―HGF によるリンパ機能再建に向けて―

山下雄太郎*1　齊藤幸裕*2　橋本一郎*3

Key Words：リンパ浮腫(lymphedema)，下肢(lower limb)，肝細胞増殖因子(hepatocyte growth factor)，遺伝子治療(gene therapy)，原発性リンパ浮腫(primary lymphedema)

Abstract　リンパ浮腫は進行性の難治性疾患であり，癌手術に伴うリンパ節郭清手術，放射線治療，外傷後などに発症する続発性リンパ浮腫と先天的なリンパ管形成不全によって発症する原発性リンパ浮腫に大別される．原発性リンパ浮腫はその病態生理が十分に解明されておらず，その治療法も開発されていないが，リンパ浮腫は患者の QOL を著しく損なう病態でありその根本的治療が長く望まれている．肝細胞増殖因子(HGF)は様々な種類の細胞に対して増殖活性や血管新生作用など多くの効果を有する増殖因子であるが，齊藤らは HGF 遺伝子治療の効果をリンパ浮腫動物モデルにて確認した．その後 2013 年～2017 年に企業主導による 1/2a 相治験を行い，その安全性を確認した．さらに 2018 年～2019 年にかけて旭川医科大学と徳島大学形成外科共同で，医師主導治験を実施している．結果としては複数の QOL 調査項目での改善，浮腫の軽度改善が確認されたが，その効果は限定的で長期間持続しない可能性が示唆された．臨床応用にはまだ検討すべき課題は残ると考えられるが，今回の結果が根本的リンパ浮腫治療開発のきっかけになることを期待する．

はじめに

リンパ浮腫は進行性の難治性疾患であるが，その多くは癌術後に発症する続発性リンパ浮腫である．一方先天的なリンパ管形成不全によって発症する原発性リンパ浮腫は続発性リンパ浮腫と比較して稀な疾患であり病態生理が十分に解明されていないため，その治療法も開発されていないのが現状である．リンパ浮腫は生命予後には大きな影響を及ぼすことはほとんどないが，QOL を著しく損なう病態である．現在の治療法は対症療法が主体で，患者の高年齢化に伴い圧迫療法などは実施が困難な場合もあり，根治的な治療の開発が長く望まれている．徳島大学形成外科は旭川医科大学齊藤医師による HGF 遺伝子治療薬の企業主導の第 1/2a 相治験に参加し，医師主導による第 2 相治験では共同実施施設として対象患者への治験薬投与と data の収集を担当した．その治験内容の詳細，また当科で実施した範囲の治験結果について概説する．

原発性リンパ浮腫

原発性リンパ浮腫は「リンパ輸送システムの構成要素に疾病または異常に原因するその系の機能不全により引き起こされるリンパ浮腫」と定義[1]されているが，その病因や病態生理は十分に解明されてはいない．原因となる遺伝子として特定されているものは，VEGFR-3(ミルロイ病)，FOXC2(重複睫毛症候群)，SOX18(hypotrichosis-lymph-

*1 Yutaro YAMASHITA, 〒770-8503　徳島市蔵本町 2 丁目 50-1　徳島大学病院形成外科，助教
*2 Yukihiro SAITOU, 〒079-8417　旭川市永山 7 条 4 丁目 2-1　グリート永山循環器・むくみクリニック，院長
*3 Ichiro HASHIMOTO, 徳島大学形成外科，教授

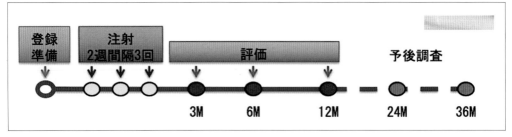

図 1. 第 1/2a 相治験の概要

edema-telangiectasia 症候群）の 3 つである．また
このほかに Aagenaes 症候群，ヌーナン症候群，
トリソミー（13，18，21，22），クラインフェルター
症候群（XXY），ターナー症候群（XO），染色体構
造異常（addition11p，deletions11q，13q）なども原
発性リンパ浮腫を発症する．

原発性リンパ浮腫は本邦には約 3,600 名程度の
患者が存在すると推測されている．男女比は男：
女＝1：2.38 であり女性に多い．発症時期は 30 歳
までの発症が多く，40 代，50 代で減少するが 60
代で再び増加する．発症部位は上肢 6％，下肢
88.33％，外陰部 2.78％，その他 2.89％である．
重症度分類は国際リンパ学会の分類で 0 期：
0.29％，I 期 18.80％，II 期前期 59.47％，II 期後
期 14.54％，III 期 6.90％となっている[1]．

原発性リンパ浮腫を対象とした HGF 遺伝子治療

1．HGF 遺伝子治療の動物実験

今回の治験で使用した薬剤（AMG0001）は plas-
mid DNA ベクターである pVAX1 を基本骨格と
しヒト HGF 遺伝子を組み込んだ plasmid DNA で
ある．最近の研究により，リンパ管内皮細胞には
HGF 受容体である c-Met が発現していることが
確認され，HGF がリンパ管内皮細胞に対して増
殖，遊走および管腔形成能を有することが報告さ
れている[2]．

HGF は発見当初は肝組織の増殖因子と考えら
れていたが，現在では様々な種類の細胞に対して
も増殖活性や形態形成活性を有することがわかっ
ており，血管新生作用，抗線維化作用など多くの
効果が報告されている[3~6]．齊藤らはリンパ浮腫
動物モデルとして，ラットの尾根部を 1 周切開し
リンパ管を切断した尾モデルと右腋窩リンパ節を
郭清した上肢モデルを作成し，これらにヒト HGF
遺伝子を筋肉内に直接注入した．その結果 HGF
遺伝子を導入した群のみで有意に浮腫の改善を認
め，さらにリンパ管造影にて HGF 群でリンパ管
新生と既存リンパ管のリモデリングを誘導するこ
とを明らかにしている[7]．

2．遺伝子治療の臨床試験

A．第 1/2a 相治験

2013~17 年にアンジェス株式会社による企業
主導で原発性リンパ浮腫患者を対象とした第
1/2a 相臨床試験を実施した．対象は原発性リンパ
浮腫で本試験には 19 名の患者が登録された．選択
基準は片側性下肢リンパ浮腫で左右差は体積比
20％以上とし，除外基準は手術の既往，悪性疾患の
既往とした．試験デザインはオープンラベル，非対
称で 2 用量（HGF 0.4 mg と 4.0 mg）の 2 群とした．

方 法：投与方法は HGF プラスミド DNA 製剤
である AMG0001 を，エコーを用いながら体表か
ら直接筋肉内に注射した．投与量は 0.4 mg 群と
4.0 mg 群の 2 用量で行った．投与後 3 か月，6 か
月，12 か月に評価を行い，予後調査を投与後 24
か月と 36 か月後に行った（図 1）．主要評価項目は
周径から算出する下肢の体積で，副次評価項目と
しては QOL（SF-36）[8]，浮腫の状態，リンパシン
チグラフィーの所見，ICG の所見，CT 所見，下
肢エコー所見，安全性評価とした．

結 果：第 1/2a 相治験では治療薬に関連した重
篤な副作用はなく安全性が証明された．個々の症
例としては，皮膚が柔らかくなる，座りやすくな
るなどの QOL の改善効果を認める症例が存在し
たが，効果の有無に関する要因は不明であった

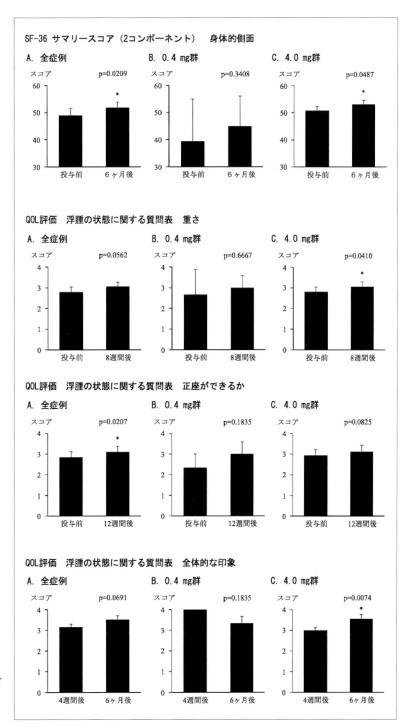

SF-36 サマリースコア（2コンポーネント）　身体的側面

A. 全症例　　　　　　　　B. 0.4 mg群　　　　　　　C. 4.0 mg群

QOL評価　浮腫の状態に関する質問表　重さ

A. 全症例　　　　　　　　B. 0.4 mg群　　　　　　　C. 4.0 mg群

QOL評価　浮腫の状態に関する質問表　正座ができるか

A. 全症例　　　　　　　　B. 0.4 mg群　　　　　　　C. 4.0 mg群

QOL評価　浮腫の状態に関する質問表　全体的な印象

A. 全症例　　　　　　　　B. 0.4 mg群　　　　　　　C. 4.0 mg群

図 2.
HGF 投与群で有意差をもって
改善を認めた項目

（図 2）. 安全性に関する結果は有害事象の報告例
が 71 例（0.4 mg 群：11 例，4.0 mg 投与群：60 例）
あったが，主には薬剤投与時の疼痛であり，重篤
な有害事象は 1 例（蜂窩織炎）のみであった．治験
薬と関連した有害事象は 7 件あったが，重篤な有
害事象はなかった．

B．第 2 相治験

2018～19 年に旭川医科大学と徳島大学形成外
科学分野共同での医師主導治験を実施した．目的
は AMG0001 の至適用量と，小数例への有効性を
探索的に検討することと，さらに追加投与による
治療効果を評価することであった．治験デザイン

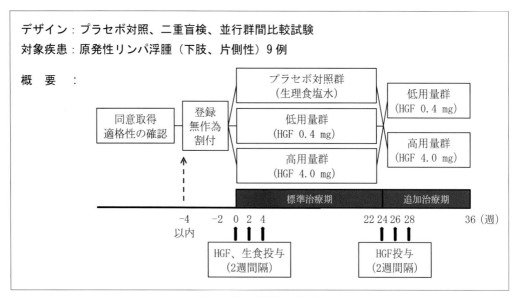

デザイン：プラセボ対照、二重盲検、並行群間比較試験
対象疾患：原発性リンパ浮腫（下肢、片側性）9 例

概　要：

同意取得
適格性の確認 → 登録
無作為
割付

プラセボ対照群
（生理食塩水）

低用量群
（HGF 0.4 mg）

高用量群
（HGF 4.0 mg）

低用量群
（HGF 0.4 mg）

高用量群
（HGF 4.0 mg）

標準治療期　　　追加治療期

-4
以内　　-2 0 2 4　　　　22 24 26 28　　　36（週）

HGF、生食投与
（2 週間隔）

HGF 投与
（2 週間隔）

図 3. 第 2 相治験　概要

はプラセボ対照，二重盲検，並行群間比較試験で，対象は原発性下肢リンパ浮腫患者 9 例を対象とした．

　方　法：無作為に患者をプラセボ群（生理食塩水），低用量群（HGF 0.4 mg），高用量群（HGF 4.0 mg）に割付し，それぞれ 2 週間間隔で 3 回投与した（標準治療期）．投与部位は事前に行ったリンパシンチの結果を参考に，dermal backflow が確認できる箇所のやや近位側へ筋膜下に投与した．投与後 12 週と 24 週で効果判定を行った．その後，低用量群と高用量群に割付し，2 週間間隔で HGF を追加投与行い，36 週に効果判定を行った（図 3）．主要評価項目には QOL 評価（リンパ浮腫 QOL 質問紙および SF-36）の変化とし，副次評価項目としては ① 周径の変化，② CT 像による浮腫量の変化，③ 追加投与後の周径の変化，④ 超音波による皮下組織の厚さ，⑤ 体重の変化，⑥ QOL 評価の追加投与後の変化とした．

　結　果：第 2 相試験でも治験薬に関連した重篤な有害事象はなかったが，3 例で蜂窩織炎を生じたため効果判定が難しくなった．症例数が少なく有意差は認めなかったが，高用量群で症状と浮腫量の改善を認め，その効果は 12 週後まで持続した（図 4-a～e，図 5-a，b）．しかし標準治療期群で 24 週目にはその効果の減弱を認めた（図 4-c）．

考　察

　HGF 遺伝子治療薬は重症虚血肢，バージャー病に対しての血管新生治療薬としてすでに臨床での使用が開始されており，安全性はすでに確認されている．今回の治験でも低用量と高用量のいずれでも重篤な合併症は認めずにその安全性は再確認できた．また HGF 投与群，特に高用量群でいくつかの評価項目で改善を認めた．しかしその効果は症例により差があり，その要因については今回の治験では判明しなかった．症例によって効果に差が出る要因の解明には対象患者数を大きくし，統計的な解析を行う必要があると思われる．またその分析結果をもとに，その投与量や投与方法，投与部位についてより効果的な方法が判明するかもしれない．

　HGF 遺伝子治療では肝細胞増殖因子の増加に伴い悪性腫瘍の成長を促進する可能性が指摘されている[9)10)]．そのため癌術後の合併症である続発性リンパ浮腫への投与は行いにくく，今回の治験では安全性を考慮して対象疾患を原発性リンパ浮腫に限定した．このことは今回の治験結果が HGF 遺伝子治療薬を動物モデルに対して投与した場合と比べ，その効果が浮腫の改善率といった面で顕著に表れにくかった可能性がある．本治験では対

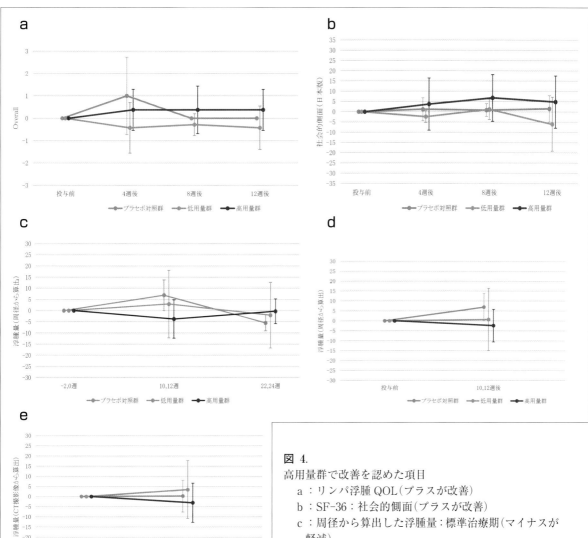

図 4.
高用量群で改善を認めた項目
    a：リンパ浮腫 QOL（プラスが改善）
    b：SF-36：社会的側面（プラスが改善）
    c：周径から算出した浮腫量：標準治療期（マイナスが
      軽減）
    d：周径から算出した浮腫量：全治療期
    e：CT から算出した浮腫量：全治療期

a｜b

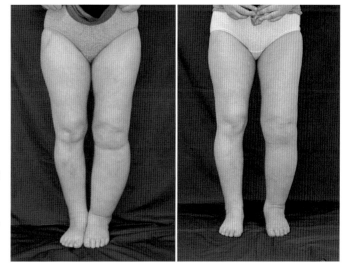

図 5.
HGF 治療が比較的有効であった症
例
    a：治療開始前
    b：治療開始後 9 か月．下腿の
      浮腫軽減を認める．

象疾患が原発性リンパ浮腫という患肢全体のリンパ管低形成に対して投与しており，HGF 遺伝子治療薬を投与した局所で，リンパ管新生が起きたとしてもそれが患肢全体のリンパ浮腫の改善として効果が表れにくいことが予想される．術前にリンパシンチ検査を実施し，リンパ管の低形成が予想される箇所へ HGF 遺伝子治療薬の投与を行ってはいるが限界はあるであろう．それでも今回の治験では有意差には至らないまでもいくつかの項目で有効性が示唆された．治験に先立ってラットのリンパ浮腫モデルで有効性が確認できている[2]ことから考えるとリンパ浮腫モデルに病態が近い続発性リンパ浮腫に対して HGF 遺伝子治療の投与が行えれば，リンパ組織の欠損した箇所でリンパ管新生を促すことで，リンパ浮腫に対する有効性がより鮮明に確認できる可能性はある．しかし悪性腫瘍成長促進の合併症の問題があるため実現にはまだ解決する課題が多く残る．

　HGF 遺伝子治療は合併症も少なく，原発性リンパ浮腫の改善効果が期待できることが確認された．これらの治験結果がいずれリンパ浮腫治療開発の足掛かりとなることを期待する．

参考文献

1）日本脈管学会：原発性リンパ浮腫診断治療指針 2012 年度版，2012.
2）齊藤幸裕：リンパ浮腫に対する遺伝子治療法の開発．静脈学．28：343-348, 2017.
3）Nakagami, H., et al.：Hepatocyte growth factor prevents endothelial cell death through inhibition of bax translocation from cytosol to mitochondrial membrane. Diabetes. **51**：2604-2611, 2002.
4）Taniyama, Y., et al.：Therapeutic angiogenesis induced by human hepatocyte growth factor gene in rat and rabbit hindlimb ischemia models：preclinical study for treatment of peripheral arterial disease. Gene Ther. **8**：181-189, 2001.
5）Taniyama, Y., et al.：Potential contribution of a novel antifibrotic factor, hepatocyte growth factor, to prevention of myocardial fibrosis by angiotensin Ⅱ blockade in cardiomyopathic hamsters. Circulation. **102**：246-252, 2000.
6）Azuma, J., et al.：Angiogenic and antifibrotic actions of hepatocyte growth factor improve cardiac dysfunction in porcine ischemic cardiomyopathy. Gene Ther. **13**：1206-1213, 2006.
7）Saito, Y., et al.：Transfection of human hepatocyte growth factor gene ameliorates secondary lymphedema via promotion of lymphangiogenesis. Circulation. **114**：1177-1184, 2006.
　Summary　HGF 遺伝子治療がリンパ浮腫に有効であることを動物実験で明らかにした．
8）Velanovich, V., Szymanski, W.：Quality of life of breast cancer patients with lymphedema. Am J Surg. **177**：184-187, 1999.
9）Kawaguchi, M., Kataoka, H.：Mechanisms of hepatocyte growth factor activation in cancer tissues. Cancers. **29**：1890-1904, 2014.
10）Jiang, W. G., et al.：Hepatocyte growth factor/scatter factor, liver regeneration and cancer metastasis. Br J Surg. **80**：1368-1373, 1993.

PEPARS No.188：79-86, 2022

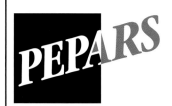

◆特集／患者に寄り添うリンパ浮腫診療—診断と治療—

リンパ浮腫に伴う蜂窩織炎の病態と管理
—特に反復性蜂窩織炎への対応に関して—

北山　晋也*

Key Words：蜂窩織炎(cellulitis)，急性炎症性変化(acute inflammatory episodes；AIE)，反復(recurrence)，予防(prevention)，長期低用量抗菌薬療法(long term low dose antibiotics therapy)

Abstract　　リンパ浮腫に伴う蜂窩織炎は病態が特殊で通常の蜂窩織炎と異なる点も多いため，その特性を理解し，リンパ浮腫患者から得られた研究データをもとに治療を行うのが望ましい．リンパ浮腫組織では局所的な免疫不全が生じており，蜂窩織炎を発生しやすい状態にある．炎症により変性と線維化が進行するとリンパ浮腫が難治化し，炎症をより起こしやすくなる．結果として炎症を反復する典型的な悪循環に陥り，患者の QOL は著しく低下する．そのため患者に寄り添うリンパ浮腫診療を行う上で蜂窩織炎の予防は極めて重要であり，圧迫治療による浮腫の軽減，予防的抗菌薬投与，外科的治療によるリンパ機能改善にはある程度のエビデンスが認められている．リンパ浮腫に伴う蜂窩織炎の病態，臨床的特徴，発症時の治療と反復性患者に対する予防的管理に関して，文献的知見と我々が行っている方法について概説する．

はじめに

　リンパ浮腫診療において蜂窩織炎の管理は極めて重要な意味を持つ．一部のリンパ浮腫患者では全身の高熱と患肢の発赤，腫脹，疼痛を突然発症し，数日～数週ほど症状が持続する．その間の社会活動は制限され時には入院加療が必要となるばかりか，最悪の場合には敗血症や壊死性筋膜炎等に発展するケースも皆無ではない．リンパ浮腫の圧迫治療も中断せざるを得ず，外科的治療を計画していた場合には延期となる．激しい炎症によりリンパ管の変性と皮下組織の線維化が進行し，リンパ浮腫そのものが難治化して保存療法，外科的治療ともに効果を出すことが難しくなる．さらに悪いことに一度炎症を起こすとちょっとした契機から炎症を反復しやすくなり，上記が繰り返され典型的な悪循環に陥る．

　影響が非常に大きいが故に，この悪循環を予防することは患者に寄り添うリンパ浮腫診療を行う上で不可欠である．本稿ではリンパ浮腫に伴う蜂窩織炎の病態，臨床的特徴，発症時の治療と反復性患者に対する予防的管理に関して，文献的知見と我々が行っている対応を述べる．

蜂窩織炎と急性炎症性変化
（acute inflammatory episodes；AIE）

　リンパ浮腫に伴う患肢の炎症は慣習的に蜂窩織炎と呼ばれることが多いが，蜂窩織炎の定義は皮膚および皮下組織の感染性炎症である．リンパ浮腫では局所免疫の破綻により感染を発症することも多いが，リンパ管のうっ滞や圧上昇からのリンパ管炎，異常な免疫応答による自己免疫性炎症，フィラリア症におけるアレルギー性炎症など，種々の無菌性炎症を引き起こすこともある．この

＊ Shinya KITAYAMA, 〒236-0004　横浜市金沢区福浦 3-9　横浜市立大学医学部形成外科，診療講師

ような雑多な病態を蜂窩織炎と呼ぶのは不適切であるとして，国際リンパ学会では1985年のSummaryで"Secondary acute inflammation"と呼称することを提唱している[1]．その後同様の概念である急性炎症性変化（acute inflammatory episodes；AIE）という言葉が使用されるようになり，現在ではAIEの呼称が比較的よく知られている．

リンパ浮腫における炎症性変化を表す言葉として，AIEの方がより正確に病態を反映していると考えられる．しかしながら，リンパ浮腫に伴う急性炎症では細菌学的な証明が難しく（後述），感染とそれ以外の原因による炎症を鑑別できないことも多い．結果として中等症以上のほとんどの症例では抗菌薬が投与され治療は同一となる傾向がある．また割合の上でもAIEの多くは感染性炎症が占めていると考えられ，最近のコンセンサスドキュメントではAIEと蜂窩織炎を同義に用いているものもある．そこで本稿では感染性炎症を念頭に置き，基本的に蜂窩織炎の用語を用いる．

リンパ浮腫に伴う蜂窩織炎の特殊性

蜂窩織炎はいわゆるcommon diseaseであり罹患者数や入院率が高いために関心が高く，世界的に多くの研究が行われエビデンスが得られている．しかしこれらはあくまでも一般の蜂窩織炎に関するものであり，リンパ浮腫に伴う蜂窩織炎にそのまま適応できるとは限らない．リンパ浮腫に伴う蜂窩織炎は病態が特殊で通常の蜂窩織炎と異なる点も多いため，治療にあたってはその特殊性を意識することが重要である．

病態生理の特徴として以下が指摘されている[2]．まず，タンパク質が豊富なリンパ液がうっ滞し微生物にとって恰好の増殖源が常に供給される．次にリンパ節の機能破綻により免疫応答の契機となる抗原提示がうまく行えない．さらにリンパ液のクリアランス低下により局所的な免疫不全状態が生じ，また細菌により産生された毒素が蓄積するため時に強い全身症状を引き起こす原因と

なる．これらはリンパドレナージを行うことで免疫応答が改善した臨床的報告や，マウスを用いた基礎的研究からも裏付けられている．このような要因から一度リンパ浮腫組織に細菌が定着すると根絶は困難であり，一旦潜伏した菌が宿主の状態によって再活性化して炎を繰り返す可能性が示唆されている[3]．

これらの特殊性から治療に際しては一般の蜂窩織炎ではなく，リンパ浮腫に伴う蜂窩織炎を対象とした研究データを参照することが望ましいが，該当する報告は十分とは言えないのが現状である．研究の数自体が多くないため限界はあるが，以下ではできる限り上記に当てはまる報告をもとに考察する．

発症率・再発率・発症リスク因子

リンパ浮腫患者が蜂窩織炎を発症する頻度に関しては複数の報告がある[2)4)~7)]．Rodriguezら（台湾）は四肢リンパ浮腫患者420名を対象とした研究で有病率は12.6%（53/420），発症者の再発率は56.6%（30/56）であったと報告している．同様にParkら（韓国）は1,246名を対象として，7.9%および49%，Vignesら（フランス）は1,846名を対象として，発症率37.6%，再発率62%であった．最も大規模なものとして，Burianらは9か国40施設の7,477名を対象とした横断的研究を行い，1年間の発症率15.78%，全体の有病率は37.47%であった．この研究は3か月以上持続する下肢浮腫を慢性浮腫と定義して慢性浮腫を有する成人を対象とし，リンパ浮腫のみを対象としたものとは厳密には異なるが，LIMPRINT（Lymphedema Impact and Prevalence International Lymphedema Framework）の一環として行われており，Stemmer's test陽性を登録要件とするなど原則としてリンパ浮腫患者を想定していると思われる．本邦では原らによる過去1年間の発症率34.5%の報告がある．対象や研究デザインにより発症率や再発率に幅があるが，総じてリンパ浮腫患者の蜂窩織炎発症率は高く，一度発症すると繰り返す可

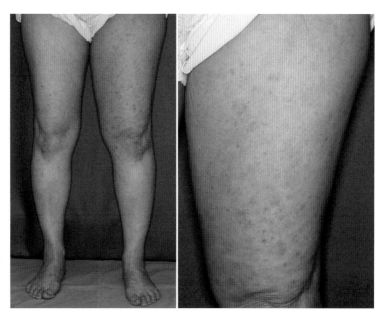

図 1.
リンパ浮腫に伴う蜂窩織炎の斑点状の発赤
接触皮膚炎や虫刺症，毛嚢炎等のようにも見
えるが全体的な腫脹と熱感，時に疼痛を伴
う．病状の進行により拡大，面状化する.

能性が非常に高いと言える.

　これらの研究の一部では発症のリスク因子につ
いても検討されている．それらによれば，上肢よ
りも下肢で，続発性よりも原発性で，また女性よ
りも男性で発症リスクが高い．男性のリスクが高
い原因として抗原提示能，食細胞活性，抗体産生
能が低いといった生物学的要因が指摘されてい
る．また，皮膚の破綻，肥満，罹患期間，糖尿病，
放射線照射，下腹部陰部浮腫などもリスク因子と
されており，これらは我々の経験とも合致してい
る.

誘因，症状，検査，診断

　全く誘因がない場合もあるが，軽微な外傷や感
冒，長時間の歩行，局所および全身の疲労や負荷
が契機となって発症することがある．多くの場合
発症前に悪寒やだるさなどの前兆があり（文献で
はインフルエンザ様の前駆症状と記載されてい
る），その後速やかに腫脹，発赤，熱感，疼痛，発
熱などが出現する．これらは必ずしも全て出現す
るとは限らず程度にも幅があるが，重症になるほ
ど多くの症状が強く出現する．水疱や膿瘍，潰瘍
の形成はなく皮膚は保たれることが多い．発熱に
伴い頻脈となるが血圧は通常保たれる．血液検査
では白血球数の上昇と分画の左方移動，CRP の上

昇が見られる.

　所見の頻度として，腫脹 97%，発赤 89%，CRP
上昇 76%，発熱 44% との報告がある[2]．Suehiro
ら[8]はリンパ浮腫に伴う蜂窩織炎とそれ以外の蜂
窩織炎を比較し，ピーク時の発熱が高いこと，局
所の疼痛がない例が多いこと（56% で疼痛なし），
プロカルシトニン値が高いことが特徴的であると
述べている．Woo ら[9]はリンパ浮腫に伴う蜂窩織
炎では通常の蜂窩織炎に比べ発熱・頻脈・炎症の
持続期間が長く軽快までに 6〜10 日以上かかった
と報告した.

　我々の経験では，腫脹発赤熱感はほぼ必発，発
熱と疼痛は半数〜2/3 程度の印象である．発熱す
る場合には 40℃ 近い高熱となり，白血球 20,000/
μl 程度，CRP 20 mg/dl 以上など高値となること
が少なくない．局所症状は浮腫の程度が強い部位
から発症することが多く，発赤は初期には斑点状
の特徴的な形状を呈することが多い（図 1）が，
徐々に拡大し面状化する．早期に治療を行うこと
で通常の蜂窩織炎よりも速やかに症状改善が得ら
れる印象があるが，当科では異常を感じると早期
に受診する症例が多いことが影響しているかもし
れない.

　所見から診断は難しくないが，血栓性静脈炎，
深部静脈血栓症との鑑別が必要な場合がある．ま

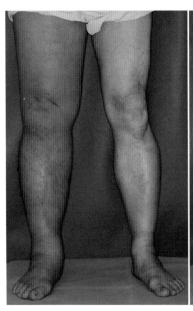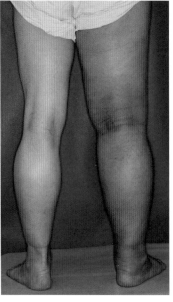

a｜b

図 2.
急激な浮腫進行による発赤
全体に発赤があり腫脹も増悪しているが熱感,
疼痛は認めない. 圧迫により浮腫が軽減すると
発赤も消退する. 浮腫による静脈還流の悪化に
より赤色調を呈していると考えられる.

た, 静脈うっ滞を併発した場合や浮腫が急性増悪した場合に下肢全体が赤色調を呈し感染と紛らわしいこともある(図2). また稀ではあるがリンパ浮腫に壊死性筋膜炎を併発した報告があり[10)11)], バイタルの異常やCK上昇等を伴う時は注意が必要である.

細菌培養

　細菌感染症の治療において, 起因菌と感受性の同定は診断と治療の根幹をなす. ところが蜂窩織炎では細菌培養による診断率が低いことが知られており, びらんや水疱形成をきたすことが少ないリンパ浮腫例ではなおさらである. 皮膚の破綻がないためスワブによる培養ができず, 血液培養が行われるが陽性となることは多くない. 過去の報告[2)4)9)]では, Rodriguez らの11.4％(9/79 例), Park らの12.9％(8/62 例), Woo らの30％(3/10 例)などがある. 我々も蜂窩織炎の初回診察時に原則として血液培養を採取しているが, 陽性となるのは10例中1〜2例である.

　陽性となる場合, 起因菌は通常の蜂窩織炎ではA群溶連菌と黄色ブドウ球菌が多いのに対し, リンパ浮腫例ではB群溶連菌をはじめとする非A群溶連菌が多いとされる. 前述のいずれの報告でもA群溶連菌が同定された例はなく, 非A群溶連菌

がほとんどでそれ以外は黄色ブドウ球菌や緑膿菌が少数あるのみであった. 同定率が低いため抗菌薬の選択は経験的にならざるを得ないが, 多くの場合これらの菌がターゲットとなる. しかし, リンパ浮腫では蜂窩織炎反復のため耐性や異なる起因菌への転換の可能性があり, 経験的な抗菌薬選択に抵抗性を示す場合もある. そのため同定率は高くはなくとも, できるだけ起因菌の同定を試みることが重要であると考えている.

　細菌培養に関しては別の興味深い視点がある. すなわち, 反復する蜂窩織炎が異なる菌による再感染なのか, 同じ菌による再燃なのかということである. Sendi ら[12)], Del Giudice ら, Binnick らは遺伝的背景が密接に関連したB群溶連菌による反復性蜂窩織炎例をそれぞれ別々に報告している. また, Olszewski ら[13)]は感染を起こしていないリンパ浮腫患者のリンパ液やリンパ管を採取し組織培養を行ったところそれぞれ60％, 33％と高率に陽性であり, リンパ浮腫組織では菌が潜伏し感染を反復している可能性があると述べている. これらは反復が再燃であることを支持しており, 抗菌薬の予防的投与を行う根拠の1つとなっている.

治　療

1．急性期の対応

　患肢の安静・挙上・冷却と抗菌薬の投与が治療の中心となる．軽症で自宅安静が可能な場合は抗菌薬なしか，経口抗菌薬を処方して外来で治療するが，中等症以上，自宅安静が不可能な場合，血液培養の塗抹陽性の場合などは入院加療を検討する．炎症時には腫脹や疼痛のため圧迫治療を継続できないことが多いが，症状が改善したらできるだけ速やかに再開する．圧迫により感染を近位に押しやるという意見もあるが，浮腫が免疫異常と病状増悪に影響している可能性が高く，速やかに解除するメリットが大きいと考えるためである．発熱・疼痛が強い場合はもちろん，比較的軽度でも非感染性炎症の可能性を考慮して解熱鎮痛薬を投与することが多い．

　抗菌薬選択に関しては種々のガイドラインがある[14)~16)]が，多くは非リンパ浮腫患者の試験結果に基づいている．いずれも溶連菌やブドウ球菌をターゲットとして Fluoloxacillin（日本未発売）やベンジルペニシリン（ペニシリン G）などのβラクタムを第一選択とし，ペニシリンアレルギーの場合にはクリンダマイシンやクラリスロマイシン，エリスロマイシンで代用する．軽症の場合は経口で，入院が必要な場合は増量して経静脈的に投与する．

　British Lymphology Society（以下，BLS）はリンパ浮腫に伴う蜂窩織炎に関するコンセンサスドキュメントを出しており，第一選択はアモキシシリンでペニシリンアレルギーの場合はクラリスロマイシンまたはエリスロマイシンが推奨されている．投与期間は抗菌薬の有効性が観察されてから最低14日間で，再発時に備えて数日分の経口抗菌薬を渡しておくべきとされている[17)]．

　我々は経口ではアモキシシリンやセファレキシン，セファペンを，経静脈ではセファゾリンを使用することが多い．ペニシリンアレルギーがある場合にはクラリスロマイシンやミノマイシンを使用している．投与後48時間で一度効果を判断し，無効あるいは効果不十分な場合にはグラム陰性菌や耐性菌などの関与を考えて抗菌薬の変更を考慮する．血液培養で感受性が判明した場合には結果に応じて適宜薬剤を変更する．

2．反復性症例に対する予防的対応

　リンパ浮腫に伴う蜂窩織炎の最大の特徴は，炎症を繰り返すことである．蜂窩織炎全体から見た時，リンパ浮腫があることは発症および再発の最大の危険因子であることが判明している[18)19)]．蜂窩織炎を発症した場合に反復性となる割合が非常に高いのは前項で述べた通りである．幸運なことに2，3回で落ち着き反復しなくなる場合もあるが，炎症とリンパ浮腫増悪の悪循環に陥り10回以上繰り返し，しかも反復の間隔が徐々に短くなるような症例もある．リンパ浮腫が難治化し患者のQOLを下げる大きな要因の1つであり，反復の予防は非常に重要な課題である．世界的にも関心が高く様々な研究が行われている．その一部を紹介するとともに我々の行っている対応，特にアモキシシリンの低用量長期予防内服についても説明する．

A．生活上の注意点

　蜂窩織炎を起こす際に誘因がある症例では，誘因を避けることが予防につながる．患肢の外傷を避ける，スキンケアを行い皮膚の状態を良好に保つ，患部に負荷をかけすぎない，全身の疲労を溜めない，負荷が大きくなりそうなら早めに安静とする，等である．ただしこの対応にはエビデンスがあるわけではない．そのためどこまで生活を制限するかはQOLとの兼ね合いもあり悩ましい点であるが，明らかに誘因となっている場合には該当する行動を控えるようアドバイスしている．

B．圧迫治療による予防

　圧迫による浮腫の軽減が蜂窩織炎再発の予防となることに関しては，比較的質の高いエビデンスがある．Webb ら[20)]は単一施設の無作為化非盲検試験を行い，下肢の慢性浮腫と再発性蜂窩織炎を有する患者84名を圧迫群41名と対象群43名に割

り付け，圧迫群にのみ圧迫治療を行い3年間の追跡調査を計画した．フォローアップの中央値186日の中間解析の時点で，圧迫群6名（15%）に対し対照群では17名（40%）に蜂窩織炎が発生していた（ハザード比0.23，p＝0.002，相対リスク0.37，p＝0.02）．明らかな有意差を持って発生率に差が生じていたため，対象者の安全のためにその時点で試験は中止となり全員に圧迫治療が施行された．また，Burianら[6]は前述の横断的研究において多変量解析による蜂窩織炎再発の危険因子を検索し，浮腫の軽減によりリスクが低減されること（オッズ比0.59），逆に浮腫の進行によりリスクが上昇すること（オッズ比2～4.8）を示した．これらの結果から，圧迫治療が再発予防につながることは確実視されている．

このように継続的な圧迫治療は非常に重要である．我々は日常診療において周径の推移や患肢の浮腫状態（pitting edema があるかどうか）をよく観察し，圧迫が不十分な場合には着圧を測定して適切な弾性着衣を選択し，効果的な圧迫指導を行うようにしている．

C．外科的治療による予防

リンパ管静脈吻合（Lymphatic venous anastomosis；以下，LVA）や血管柄付きリンパ節移植（Vascularized lymph node transfer；以下，VLNT）をはじめとする外科的治療の効果を検討する際，周径や体積と並んで蜂窩織炎頻度が主要な評価項目となっていることが多い．Sharkeyら[21]は外科的介入が蜂窩織炎頻度を減少させるかを検討するために Embase，Medline，Cochrane の全データベースから基準を満たす25件の論文をレビューした．そのうち24件では外科的介入により蜂窩織炎頻度が減少しており，有効である可能性が高いと結論づけている．これらの報告および諸家の経験から，現在では蜂窩織炎の予防が外科的治療を行う目的の1つとなっており，我々も適応症例に対して積極的にLVAを行っている．ただし，今までに行われたほぼ全ての研究が症例集積や症例報告であるためエビデンスレベルは高

くない．今後はランダム化比較試験（Randomized controlled trial；以下，RCT）による質の高いエビデンスを蓄積することが必要である．

D．抗菌薬投与による予防

抗菌薬の予防投与に関しても比較的質の高いエビデンスが示されている．Thomasら[22][23]はPATCH（Prophylactic Antibiotics for the Treatment of Cellulitis at Home）study と呼ばれる大規模な無作為多施設共同研究を行い，ペニシリンの予防投与により蜂窩織炎の再発が減少するかを評価した．PATCH ⅠとPATCH Ⅱの2つのRCTが行われ，それぞれ274名と123名の患者を対象として低用量のペニシリンV（250 mg，1日2回）を内服する群とプラセボ群に割付け，蜂窩織炎の再発について観察した．PATCH ⅠとⅡで対象に差があり，結果にもいくつかの違いがあった．Ⅰではペニシリン投与群で再発が有意に少ない（内服群22%に対しプラセボ群37%）ことが示されたものの，12か月で内服を中止すると予防効果が低下した．一方Ⅱでは同様の再発減少が認められたものの有意とまでは言えず（p＝0.08），しかし6か月後の内服中止後も予防効果が持続していた．Dalalら[24]は2つのPATCH study を含む6つのRCTから573名を対象として解析を行い，抗菌薬の予防投与は蜂窩織炎再発率を有意に低下させ（ハザード比0.51，p＝0.002），重篤な有害事象も認めない効果的な予防治療であるが，投与中止により予防効果は減少すると結論付けている．

これらの研究は優良なエビデンスを提示しているが，残念ながらリンパ浮腫に伴う蜂窩織炎のみを対象とした研究ではない．リンパ浮腫に伴う蜂窩織炎に関する BLS のコンセンサスドキュメントでは年に2回以上反復する場合に抗菌薬の予防投与を考慮し，ペニシリンV 250 mg の1日2回内服が第一選択となっている．中止により再発が起こりやすいため継続性を重視しており，投与期間は少なくとも2年間となっている．再発がなければ中止を検討するがリスク要因がある場合や中止後に再発が見られた場合には投与を継続すべき

としている.

　我々は蜂窩織炎を反復する症例に対してアモキシシリンの予防投与を行っている．入院を要するような中等症以上の炎症を年2回以上起こす症例が適応で，軽度の炎症を繰り返す例では程度や頻度，および患者の状態に応じて症例ごとに検討している．アモキシシリン250 mg 1日2回内服を基本とし，6か月以上再発がなければ1日1回に減量，減量後も3〜6か月以上再発がなければ隔日投与や内服終了とする．一方で再発がある場合には1日3回へ増量することもあり，その場合はその後の無再発期間に応じて漸減する．ペニシリンアレルギーがある場合にはクラリスロマイシンで代用する．上記はあくまで基本プロトコールであり個々の患者の背景や状態，コンプライアンス，保存療法や外科治療の状況などによって多少の変化を加えている．全例で内服終了できるわけでないが，多くの症例では1日1回投与である程度落ち着いた状態が維持できている．しかし再発によりなかなか減量できない例や，内服中にもかかわらず頻回に再発を繰り返す難治例もある．副作用は重大なものはほとんど起きないが，下痢がひどく整腸剤を併用してもコントロールがつかないため月1回のアモキシシリン静注へ変更した例を経験している．

　当教室の角田ら[25]が，2013〜17年に3か月以上の予防投与を行った19例30肢を対象として治療成績を報告している．平均観察期間は27.1か月で，蜂窩織炎頻度が減少した例が74%，不変が21%，悪化は5%であった．内服前は年に2回以上罹患する例が84%あったが内服後は32%に減少し，内服後に年間罹患回数が0となった例が37%あった．副作用を認めた例はなく，アモキシシリンの予防投与は再発抑制に有効であることが示唆された．

まとめ

　リンパ浮腫に伴う蜂窩織炎の病態，治療，予防に関して現在までの研究で得られている文献的知見と当科で行っている対応について概説した．リンパ浮腫の管理において蜂窩織炎の予防は極めて重要であり，圧迫治療による浮腫の軽減，予防的抗菌薬投与，外科的治療によるリンパ機能改善にはある程度のエビデンスが認められている．今後さらなる知見を積み重ね，患者に寄り添うリンパ浮腫診療が実現することを願う．

参考文献

1) Casley-Smith, J. R., et al.：Summary of the 10th International Congress of Lymphography working group discussions and recommendations. Adelaide, Australia, August 10-17. Lymphology. **18**：175-180, 1985.

2) Rodriguez, J. R., et al.：Clinical features, microbiological epidemiology and recommendations for management of cellulitis in extremity lymphedema. J Surg Oncol. **121**：25-36, 2020.

3) Al-Niaimi, F., Cox, N.：Cellulitis and lymphoedema：a vicious cycle. J Lymphoedema. **4**(2)：38-42, 2009.

4) Park, S. I., et al.：Prevalence and epidemiological factors involved in cellulitis in Korean patients with lymphedema. Ann Rehabil Med. **40**(2)：326-333, 2016.

5) Vignes, S., et al.：Cellulitis risk factors for patients with primary or secondary lymphedema. J Vasc Surg Venous Lymphat Disord. **10**(1)：179-185, 2021.

6) Burian, E. A., et al.：Cellulitis in chronic oedema of the lower leg：an international cross-sectional study. Br J Dermatol. **185**：110-118, 2021.

7) 原　尚子：【リンパ浮腫コントロール】急性炎症性変化(AIE)．MB Med Reha．**214**：52-61, 2017.

8) Suehiro, K., et al.：Peculiar clinical geatures of cellulitis in peripheral lymphedema. Lymphology. **51**：47-53, 2018.

9) Woo, P. C., et al.：Cellulitis complicating lymphoedema. Eur J Clin Microbiol Infect Dis. **19**：294-297, 2000.

10) Hara, H., et al.：Necrotizing fasciitis occurred in the lymphedematous leg. Int J Low Extrem Wounds. 15347346211023030, 2021.［Online ahead of print］

11) Jun, Y. J., et al.：A case of fatal necrotizing fasci-

itis arising from chronic lymphedema. Int J Extrem Wounds. **12**：293-296, 2013.

12）Sendi, P., et al.：*Streptococcus agalactiae* in relapsing cellulitis. Clin Infect Dis. **44**：1141-1142, 2007.

13）Olszewski, W. L., et al.：Cryptic bacteria of lower limb deep tissues as apossible cause of inflammatory and necrotic changes in ischemia, venous stasis and varices, and lymphedema. Surg Infect(Larchmt). **16**：313-322, 2015.

14）Clinical Resource Efficiency Support Team Guidelines on the Management of Cellulitis in Adults. Crest, Belfast, 2018. Available online at：https://legsmatter.org/wp-content/uploads/2018/04/Cellulitis-guidelines-CREST-05.pdf

15）Clinical Knowledge Summaries Prodigy Guidance. Cellulitis, 2019 https://www.nice.org.uk/guidance/ng141/chapter/Recommendations#choice-of-antibiotic

16）Societe Francaise de Dermatologie Erysipele et fasciite necrosante：prise en charge. Ann Dermatol Venerol. **128**；463-482, 2001.

17）Keeley, V. M., et al.：Consensus Document on the Management of Cellulitis in Lymphoedema. British Lymphology Society, Cheltenham, 2016. Available online at：https://www.lymphoedema.org/wp-content/uploads/2020/01/cellulitis_consensus.pdf

18）Cox, N. H.：Oedema as a risk factor for multiple episodes of cellulitis/erysipelas of the lower leg：a series with community follow-up. Br J Dermatol. **155**：947-950, 2006.

19）Quirke, M., et al.：Risk factors for nonpurulent leg cellulitis：a systematic review and meta-analysis. Br J Dermatol. **177**：382-394, 2017.

20）Webb, E., et al.：Compression Therapy to Prevent Recurrent Leg Cellulitis. N Engl J Med. **383**(7)：630-639, 2020.

21）Sharkey, A. R., et al.：Do surgical interventions for limb lymphedema reduce cellulitis attack frequency? Microsurgery. **37**：348-353, 2017.

22）Thomas, K., et al.：Prophylactic antibiotics for the prevention of cellulitis(erysipelas) of the leg：results of the UK Dermatology Clinical Trials Network's PATCH II trial. Br J Dermatol. **166**(1)：169-178, 2011.

23）Thomas, K., et al.：Penicillin to prevent recurrent leg cellulitis. N Engl J Med. **368**：1695-1703, 2013.

24）Dalal, A., et al.：Interventions for the prevention of recurrent erysipelas and cellulitis. Cochrane Database Syst Rev. **6**：CD009758, 2017.

25）角田祐衣ほか：慢性リンパ浮腫患者の反復性蜂窩織炎に対する抗菌薬の長期低用量内服の有効性. 形成外科. **62**(9)：1009-1016, 2019.

FAXによる注文・住所変更届け

改定：2015年1月

　毎度ご購読いただきましてありがとうございます.

　読者の皆様方に小社の本をより確実にお届けさせていただくために，FAXでのご注文・住所変更届けを受けつけております. この機会に是非ご利用ください.

◎ご利用方法

　FAX専用注文書・住所変更届けは，そのまま切り離してFAX用紙としてご利用ください. また，注文の場合手続き終了後，ご購入商品と郵便振替用紙を同封してお送りいたします. **代金が5,000円をこえる場合，代金引換便とさせて頂きます**. その他，申し込み・変更届けの方法は電話，郵便はがきも同様です.

◎代金引換について

　本の代金が5,000円をこえる場合，代金引換とさせて頂きます. 配達員が商品をお届けした際に，現金またはクレジットカード・デビットカードにて代金を配達員にお支払い下さい(本の代金＋消費税＋送料). (※年間定期購読と同時に5,000円をこえるご注文を頂いた場合は代金引換とはなりません. 郵便振替用紙を同封して発送いたします. 代金後払いという形になります. 送料は定期購読を含むご注文の場合は頂きません)

◎年間定期購読のお申し込みについて

　年間定期購読は，1年分を前金で頂いておりますため，代金引換とはなりません. 郵便振替用紙を本と同封または別送いたします. 送料無料，また何月号からでもお申込み頂けます.

　毎年末，次年度定期購読のご案内をお送りいたしますので，定期購読更新のお手間が非常に少なく済みます.

◎住所変更届けについて

　年間購読をお申し込みされております方は，その期間中お届け先が変更します際，必ずご連絡下さいますようよろしくお願い致します.

◎取消，変更について

　取消，変更につきましては，お早めにFAX，お電話でお知らせ下さい.

　返品は，原則として受けつけておりませんが，返品の場合の郵送料はお客様負担とさせていただきます. その際は必ず小社へご連絡ください.

◎ご送本について

　ご送本につきましては，ご注文がありましてから約1週間前後とみていただきたいと思います. お急ぎの方は，ご注文の際にその旨をご記入ください. 至急送らせていただきます. 2～3日でお手元に届くように手配いたします.

◎個人情報の利用目的

　お客様から収集させていただいた個人情報，ご注文情報は本サービスを提供する目的(本の発送，ご注文内容の確認，問い合わせに対しての回答等)以外には利用することはございません.

　その他，ご不明な点は小社までご連絡ください.

株式会社 全日本病院出版会　〒113-0033 東京都文京区本郷 3-16-4-7 F　電話 03(5689)5989　FAX03(5689)8030　郵便振替口座 00160-9-58753

FAX 専用注文書

形成・皮膚 2208

年　　月　　日

○印	PEPARS	定価(消費税込み)	冊数
	2022 年 1 月～12 月定期購読(送料弊社負担)	42,020 円	
	PEPARS No. 183　乳房再建マニュアル ―根治性，整容性，安全性に必要な治療戦略―　増大号　新刊	5,720 円	
	PEPARS No. 171　眼瞼の手術アトラス―手術の流れが見える―　増大号	5,720 円	
	バックナンバー(号数と冊数をご記入ください) No.		

○印	Monthly Book Derma.	定価(消費税込み)	冊数
	2022 年 1 月～12 月定期購読(送料弊社負担)	42,130 円	
	MB Derma. No. 320　エキスパートへの近道！間違いやすい皮膚疾患の見極め　増刊号	7,700 円	
	MB Derma. No. 314　手元に 1 冊！皮膚科混合薬・併用薬使用ガイド　増大号	5,500 円	
	バックナンバー(号数と冊数をご記入ください) No.		

○印	瘢痕・ケロイド治療ジャーナル		
	バックナンバー(号数と冊数をご記入ください) No.		

○印	書籍	定価(消費税込み)	冊数
	ここからマスター！手外科研修レクチャーブック　新刊	9,900 円	
	足の総合病院・下北沢病院がおくる！ ポケット判 主訴から引く足のプライマリケアマニュアル　新刊	6,380 円	
	明日の足診療シリーズⅡ　足の腫瘍性病変・小児疾患の診かた　新刊	9,900 円	
	カラーアトラス 爪の診療実践ガイド 改訂第 2 版	7,920 円	
	イチからはじめる美容医療機器の理論と実践 改訂第 2 版	7,150 円	
	臨床実習で役立つ形成外科診療・救急外来処置ビギナーズマニュアル	7,150 円	
	足爪治療マスター BOOK	6,600 円	
	明日の足診療シリーズⅠ　足の変性疾患・後天性変形の診かた	9,350 円	
	日本美容外科学会会報　Vol. 42　特別号 「美容医療診療指針」	2,750 円	
	図解 こどものあざとできもの―診断力を身につける―	6,160 円	
	美容外科手術―合併症と対策―	22,000 円	
	運動器臨床解剖学―チーム秋田の「メゾ解剖学」基本講座―	5,940 円	
	グラフィック リンパ浮腫診断―医療・看護の現場で役立つケーススタディ―	7,480 円	
	足育学　外来でみるフットケア・フットヘルスウェア	7,700 円	
	ケロイド・肥厚性瘢痕 診断・治療指針 2018	4,180 円	
	実践アトラス 美容外科注入治療　改訂第 2 版	9,900 円	
	ここからスタート！眼形成手術の基本手技	8,250 円	
	Non-Surgical 美容医療超実践講座	15,400 円	

お名前	フリガナ 　　　　　　　　　　　　　　　　　　㊞	診療科

ご送付先	〒　　　－ □自宅　　□お勤め先	

電話番号　　　　　　　　　　　　　　　　　　　　　　　　　□自宅
□お勤め先

バックナンバー・書籍合計
5,000 円 以上のご注文
は代金引換発送になります

―お問い合わせ先―
㈱全日本病院出版会営業部
電話 03(5689)5989
FAX 03(5689)8030

PEPARS

バックナンバー一覧

各号定価 3,300 円(本体 3,000 円＋税)．ただし，増大号の
ため，No. 123, 135, 147, 159, 171, 183 は定価 5,720 円（本体
5,200 円＋税)．
在庫僅少品もございます．品切の場合はご容赦ください．
（2022 年 7 月現在）

掲載されていないバックナンバーにつきまし
ては，弊社ホームページ(www.zenniti.com)
をご覧下さい．

2022 年　年間購読　受付中！
年間購読料　42,020 円(消費税込) (送料弊社負担)
（通常号 11 冊＋増大号 1 冊：合計 12 冊）

click

| 全日本病院出版会 | 検索 |

<美容外科道場シリーズ>
埋没式重瞼術

No.189 (2022 年 9 月号)

編集／山梨大学特任教授　　　百澤　明

PEPARS　No.188

2022 年 8 月 15 日発行（毎月 1 回 15 日発行）
定価は表紙に表示してあります．
Printed in Japan

© ZEN・NIHONBYOIN・SHUPPANKAI, 2022

発行者　　末　定　広　光
発行所　　株式会社　全日本病院出版会
〒113-0033 東京都文京区本郷 3 丁目 16 番 4 号
　　　　電話（03）5689-5989　Fax（03）5689-8030
　　　　郵便振替口座 00160-9-58753

印刷・製本　三報社印刷株式会社　　　　電話（03）3637-0005
広告取扱店　㈱日本医学広告社　　　　　電話（03）5226-2791